治らない
腰痛を治す

ストレッチから
AKA-博田法へ

片田重彦

治らない腰痛を治す

――ストレッチからＡＫＡ－博田法へ

装丁　柴田淳デザイン室

目次

はじめに

ＡＫＡ《エーケーエー》－博田法《はかたほう》という治療法は、正式には関節運動学的アプローチといいます。関節の様々な病気を治す画期的な治療法です。この治療法でなぜ腰痛を治せるかというと、**腰痛がじつは仙腸関節《せんちょうかんせつ》という関節の病気だからです。**

このＡＫＡ－博田法による腰痛治療を受けた人々からいろいろなお便りをいただいています。ＡＫＡ－博田法とはどういうものか、についてわかりやすくなるとおもいますので、数点紹介しましょう（個人情報的な部分は割愛してあります）。

「昨年は先生の治療を受けて、**それまで２年以上も痛みと戦っておりましたが、二度ほどお伺いしただけで痛みから解放され、こんなうれしいことはございません。**現在、腰痛の痛みは全くなく、自転車に乗って買い物など行い、ほぼ平常を取り戻しております。先生にお会いできましたことに感謝している日々でございます。……」

76歳の女性からのお手紙でした。

「……去る〇月〇日に腰を治していただいてから、右脚のいやーなしびれは一度もおこらなくなりました。自分の腰がまるで新しくなりましたような心地よさでございます。ありがとうございます。**たった一回でうそのように楽になりまして、おどろいております。**まもなく東京にもどりまして家族の食事作りに台所にたつことになりますが〝これで大丈夫〟と感謝いたしております……」

84歳の女性からでした。

「先生に診ていただいて約12日目を迎えています。**脚の痛みは、骨の芯まで鋭い刺すような痛みがなくなりました。**長く歩いたあとはちょっと鈍痛がしますが、いままでのひどい痛みがなくなるとは、こういうことかとうれしくて、なにをするにも積極的に動けるようになりました。ときどき鈍痛がまだ戻ってきますが、もう10日もすれば完全になおるかなと心待ちにしています。こころから感謝のきもちでいっぱいです。……」

74歳の在米の女性からです。

「あれからすでに三週間経ちました。一度の治療で効果が現れるとは期待しておりませんでしたが、先週より少し体調に変化がみられましたので、改善された次の3点についてご報告いたします。

1．落ち葉のシーズンが到来し、先週から落ち葉掻きに懸命です。昨年までは集めた落ち葉を取り上げて袋に詰める作業にひと苦労でしたが、**今年は腰を曲げても苦痛をほとんど感じることなく、落ち葉掻きができてよろこんでおります。**

2．夕食の支度は、立っていることが辛く、つくり終えてから椅子に座るとほっとする毎日でした。そしてカイロの先生から紹介されたジェルを塗布しないといられなかったものでした。しかし最近はジェルをほとんど塗布しなくなりました。

3．先週、偶然発見したことですが、家の階段の昇降に、必ず使っていた手すりを使わなくても、膝に不安を感じることなく降りられるようになりました。……」

在米の75歳の女性の方からです。

「僕は陸上部でハードルをやって腰を痛めてしまい、5ヶ月間練習も満足にできず大会や記録会にも参加することができませんでした。引退前の市内陸上大会だけにはどうしても参加したくて先生の治療を受けました。**1回目で腰の調子がよくなり、2回目で完全になおしてくださいました。ありがたくて本当に夢のようでした。**腰の痛みが全くなくなり、しかも5ヶ月のブランクがあったにも関わらずハードリングも前よりよくなって、奇跡が起きたみたいでした。大会ですが、予選を通過して決勝で3位になることができました。その結果に僕もまわりの人たちもびっくりしていました。最後によい結果をださせてくださって本当にありがとうございました。」

17歳の在日アメリカ人男性で、入賞した賞状を両手で誇らしくかかえた写真が同封されていました。

AKA－博田法の開発者の博田節夫先生は大阪大学の整形外科出身でそれまで腰痛は背骨の病気だと信じられていたことに疑問をもち、関節の病気ではないかと考えたのです。それは腰痛になると体の動きが急に制限されるからです。しかも痛みが軽くなってもこの体の動きの制限は続くからです。そこで関節の病気であるなら仙腸関節に違いないとひらめいたと言います。

博田先生はアメリカ留学で学んだ関節の新しい動かし方（関節運動学）を応用し、それまで動かないとされてきた骨盤の仙腸関節を動かす治療の開発に8年がかりで成功し、関節運動学的アプローチ（ＡＫＡ－博田法）として公開しました。**このＡＫＡ－博田法が、いままでの腰痛治療で効果のなかった多くの人々に奇跡と福音をもたらしたのです。**

21世紀に入り欧米では腰痛に対する考え方がそれまでとガラッと変わりました。その考えは私たちＡＫＡ－博田法を行っている医師の考えにいくらか近づいてきました。しかしまだ我が国の古い医師たちは20世紀の腰痛学の負の遺産を精算できていません。

いまや腰痛は医師には治せないということが知れ渡り、我が国には路頭に迷った患者たちがあふれています。

なぜ医師が腰痛を治せないのでしょうか。現在、医師は腰痛の原因を棚上げにして原因不明とし、本当の原因を追求することなく、治療法は理学療法士（運動、ストレッチ、体操など）に丸投げの状態です。ほんとに手術が必要な患者はわたしどもの統計では0.1％以下です。つまり腰痛を治療する専門家であるべき整形外科では１０００人に一人の腰痛は治せるけれど、手術しても治りそうもない999人に対しては治す意思も能力もないのです。

骨盤の仙腸関節を手技により治療するAKA－博田法がなぜ評判をよび、腰痛患者が殺到し、私のところでは予約を半年以上も待ちつづけて、〝治った！〟と言って涙を流して帰る人が絶えないのか、その秘密を書きたいと思います。

なお最近、〝疲労学〟の急速な進歩により、疲労は脳で起こるということがわかり、その脳疲労がきっかけで仙腸関節に腰痛が起こるということも科学的にわかってきました。このことについてAKA－博田法の創始者の博田節夫先生は、AKA－博田法を公開した当時から腰痛が疲労で起こるということを述べておられました。この考えが最近の脳疲労の研究で裏づけされるようになりました。この腰痛の原因の新しい考え方を後半に書いてみます。

すべての医学は原因が解明されれば治療も予防も可能になるのです。現在、整形外科では腰痛の原因はわからない、と学会で公然と述べていて、それを解明しようとする動きもありません。従って治療も予防もできるはずがありません。こんな状況には私も整形外科医の一人としてお恥ずかしいかぎりです。

腰痛の原因は仙腸関節の働きに不都合が起きたことによるもので、それを起こすのは脳の自律神経の疲労であるのです。

いままでの腰痛の本とは全く内容が異なりますが、ＡＫＡ－博田法を毎年約３０００名に行っている私のすべての治療経験から腰痛について自信をもって読者にお伝えできると思います。

1　運動・体操・ストレッチはどこまで効くか

まだ評価の定まらない運動、体操、ストレッチ

運動、体操、ストレッチなどで腰痛を治療する試みを腰痛の運動療法といいます。たいていの場合、腰痛を起こして整形外科に受診すると、レントゲン検査を受けて薬が出ます。そして、「原因は運動不足でしょう。腹筋・背筋が弱くなって腰を支える力が弱くなったので腰痛を起こしました。日頃から運動をしてください」と言われると思います。

この説明には「私には日頃の運動不足が確かにあるなあ」と、納得する人が多いと思います。しかしちょっと待ってください。**運動不足が原因なら、スポーツする人は腰痛を起**

こさないはずです。しかし、私のところではスポーツで腰痛を起こしたという人がたくさん受診しています。私がそういう人たちに「無理しましたか」と聞いても、そんなことはないと言われます。

すると、筋力が弱っているから腰痛を起こすという理屈は、おかしいですね。

学会の評価と患者の評価の違い

学会では、運動療法の効果には一定の科学的な証拠があると言い、だから腰痛患者は最低3ヶ月間の運動療法をすべきである、と患者を指導します。ところが、まじめに運動療法を3ヶ月行っても少しも腰痛が消えなかったと言って、わたしのクリニックに来院する人がたくさんいます。どうしてでしょうか。

運動療法は理屈のうえからは、筋肉を強くし、背骨を支えるのに必要な力を保つため、また背骨の動きをよくするために行うとされています。この考え方には筋肉などが弱いから腰痛が起こるのだという学会での暗黙の了解があります。スポーツで腰痛になるのはそのスポーツに必要な筋力が不足しているというわけです。

筋力が不足しているから腰痛が起きるとしても、筋力をつければ腰痛が治るのでしょうか。これはあまりに安易な考え方です。

運動療法は何を治療しているのかがわからない

では、運動療法はなにを治療しているのでしょうか。筋肉でしょうか、背骨の動きでしょうか、それははっきりしません。具体的に人体のなにをどのように治しているのかも不明です。しかも腰痛の運動療法と称する治療は流派により世界中に何百とあり、やりかたにも統一した決まりはありません。つまり、たとえば腹筋運動をこのように何秒で何回、一日に何回、何ヶ月行えば腰痛が治るという基準がないのです。

これで医学的治療と言えるのでしょうか。**人体は一人一人違うから、運動療法も一人一人違うのです、と言ってしまえばもっともだと思うかもしれませんが、治療の基準がないのはおかしいと思いませんか。**

運動療法をすすめる学会では、運動療法には科学的根拠があると言って厚生労働省と交渉して健康保険での治療が可能となるようにしました。しかし腰痛の運動療法で腰痛が治せると信じているのは、ふだんは腰痛の治療をしない大学教授たちだけです。

実際の医療の現場では運動療法をまかされた理学療法士たちは、医師たちの要求と患者たちの間の板挟みになっています。つまり、患者たちはいくら筋力をつける運動をしても腰痛が治らないということを知っていますから、運動療法の専門家であるべき理学療法士に対して、運動はいいからマッサージをしてくれと要求するのです。理学療法士は町のマッサージ業者をまねてマッサージをします。その要求に応じないと、患者が逃げてしまうからです。それでも運動療法をしたことにすれば、健康保険では非常に高い点数をとれるため病院は儲かります。

急性腰痛には効かない運動療法

急性腰痛というのは、痛みが出て1ヶ月以内の腰痛のことを言います。いわゆるギックリ腰です。物資の運搬などで腰を痛めることが多いと知られています。しかし実際は、あまり腰を使ったおぼえがないのにぎくっとして腰痛になったという人のほうが、はるかに多いのです。一生のうちでこうした小さなギックリ腰はほとんどの人が経験すると言われています。

こうした急性腰痛にたいして、運動療法は効果があるのでしょうか。その問いにはさまざまな研究の結果、完全に否定の答えです。**腰を痛がっている人にむりやり運動をさせても事態を悪化させるだけでした。**

慢性腰痛に運動療法が効くとは？

慢性腰痛とは3ヶ月以上続く腰痛です。慢性腰痛にひょっとしたら運動療法が効くのではないか、という研究はリハビリテーションの生き残りをかけて世界中で10年以上にわたって行われました。その結論は奇妙なものでした。慢性腰痛への運動療法は有効であるといいますが、調査方法により異なる結論がでています。運動しないよりはよいという論文と、運動してもしなくても違いはない、という論文が半ばしています。

痛みに関しては鎮痛剤と同じ程度か、マッサージと同じ程度といいます。

日本でも大がかりな臨床研究が行われました。結論からいうと、運動療法は日常の生活動作を向上させ、生活の質を向上させることができるというものです。

ところが肝心の痛みの消失に関しては大きな効果はありませんでしたし、腰の動きの改善もありませんでした。この前半部分の結論で運動療法は有効だと学会では強引に定説にしています。腰痛の痛みがなくなることが腰痛患者の希望なのに、数値上の改善度を有効として後半部分の結論（痛みはなくならない、腰の動きはよくならない）はあまり重視していません。この結論でみなさんはまだつらい運動療法をしてみようとおもいますか？

ストレッチングとはなにか？

ストレッチングとは筋肉を伸ばす運動のことです。筋トレと似ていますが筋肉を増やすことはめざしていません。長いこと座っていると背伸びをしたくなります。すると緊張がとれてほっとします。もし上手な人にストレッチングをしてもらうと、とても気持ちがよくなります。

さてこのストレッチングには重大な欠点があります。それは、**筋肉を伸ばすには関節を動かさなければならない**という欠点です。

力こぶをつくる筋肉を上腕二頭筋といいますが、肘をぐっと曲げるとき使う筋肉です。

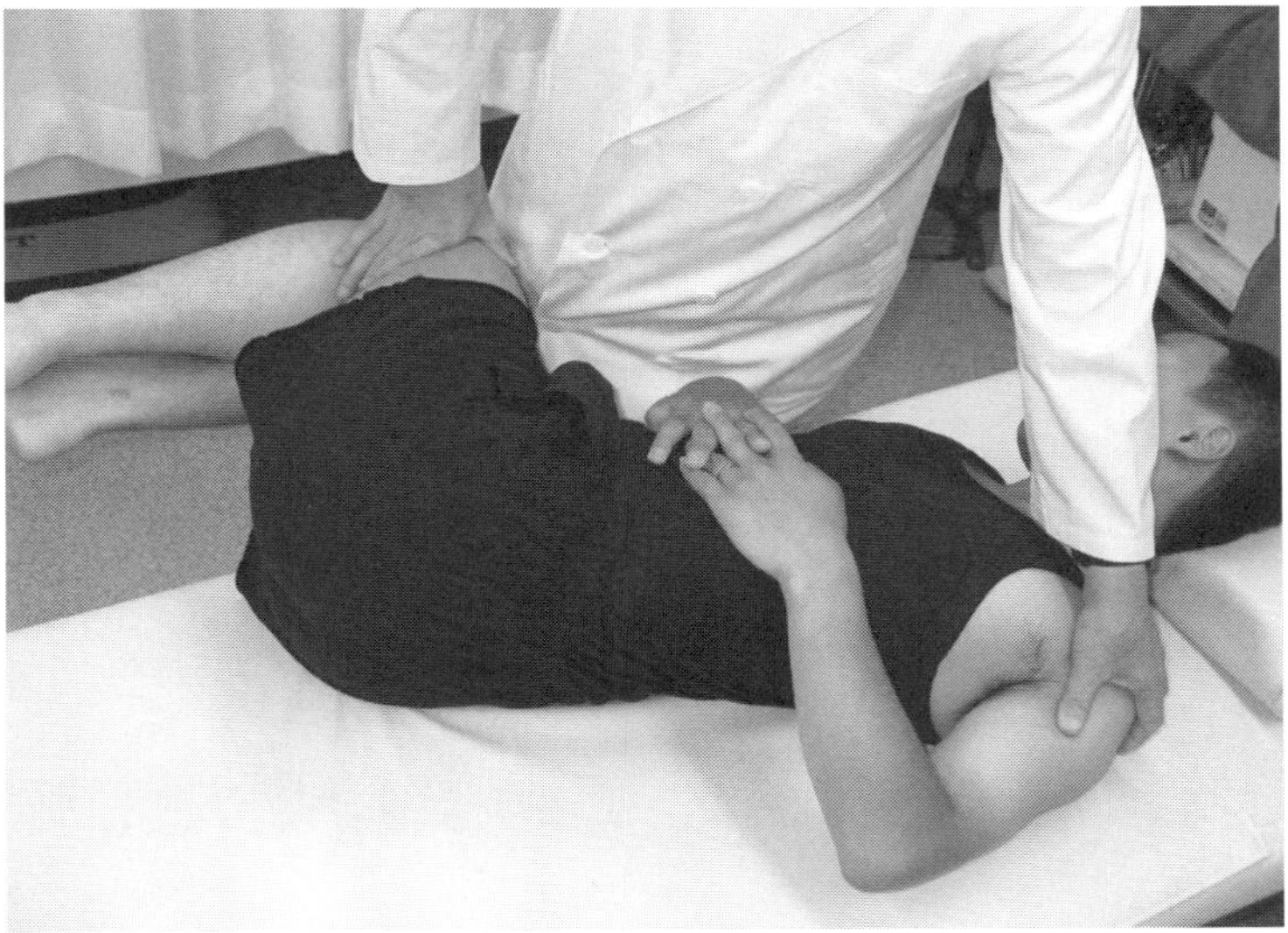

ストレッチングの代表的な方法。このように体幹を強くひねるストレッチングが腰痛のストレッチングの代表で、100年前からアメリカのカイロプラクティックで行われていた。世界中の徒手療法に取り入れられている。仙腸関節に炎症や動きの障害があると腰痛を悪化させる恐れがある。

ではこの筋肉をストレッチするにはどうしたらよいでしょうか？　肘関節を過剰に伸ばすか肩関節を後ろに伸ばせばいいのです。これを自分でやれば体操です。人に手伝ってもらってやればストレッチングです。

ストレッチングの欠点とは、ストレッチすべき筋肉のついている関節が正常であることが必要で、関節が異常なときはかえって痛くなり拷問のようになることです。たとえば五十肩の人

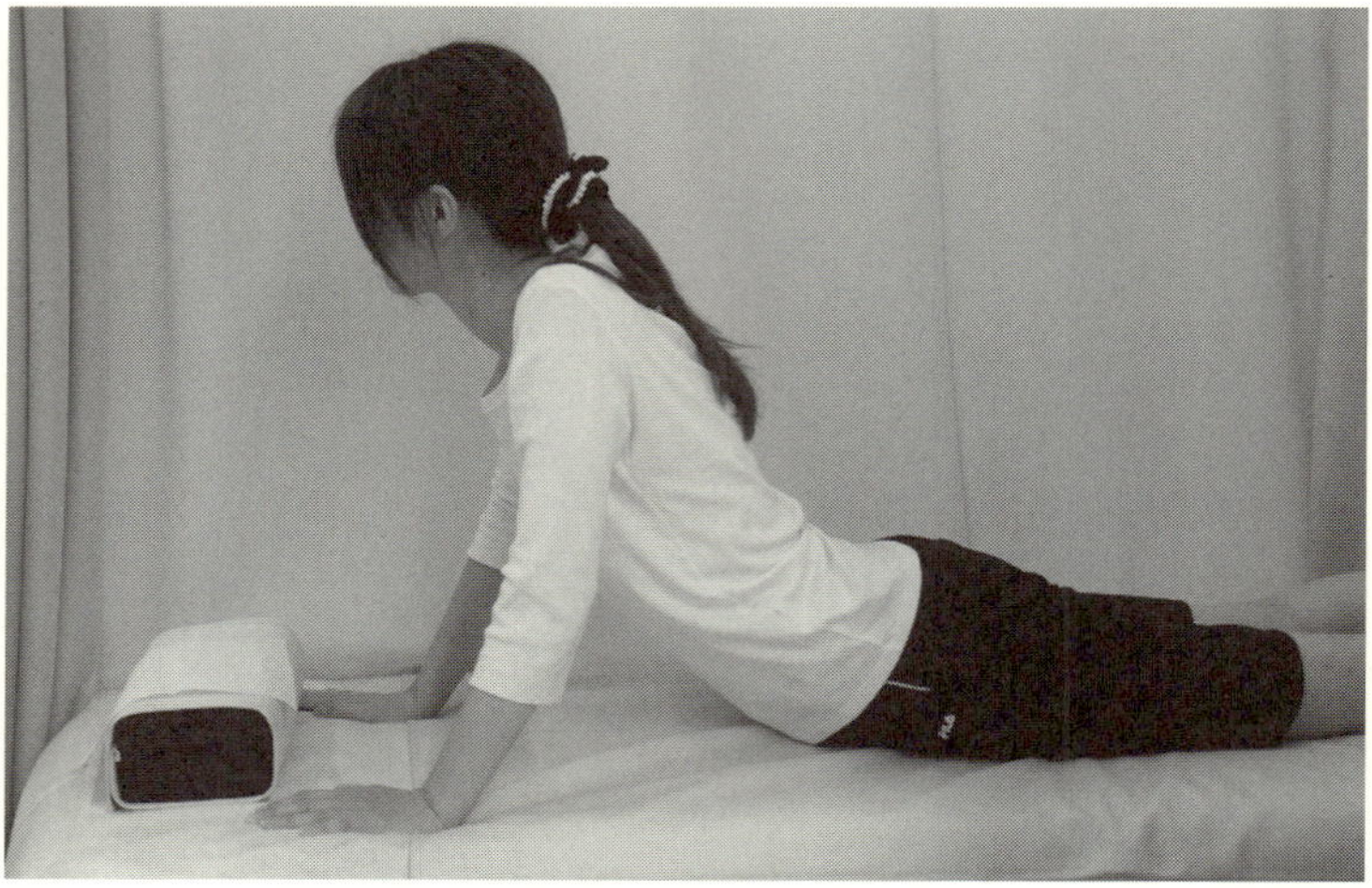

マッケンジー法はストレッチングやカイロプラクティックをまとめた運動療法で、背のばし運動はその一つである。協会の認定をうけた理学療法士が行う。自己流にまねをすると腰痛が悪化することがある。調査によればほかの運動療法との優劣はない。

にこのストレッチングをすると、やられた人は悲鳴をあげます。

前に腰痛の運動療法はどこを治しているのか不明であると書きました。どこが悪いのかわからずにストレッチをしても、関節に異常があると腰痛は悪化します。

腰痛の原因は次章でのべるようにほとんど骨盤の仙腸関節から起こります。 仙腸関節の動きは少ないので軽いストレッチングでは少し痛いだけでさほど影響を受けないかもしれません。しかし仙腸関節が腫れているときやずれがひどいときは激痛を起こします。

ストレッチングの代表であるマッケンジー法は、背骨を腹ばいにして限界まで伸ばします（えびぞりです）。この方法で背中や腰のこり、疲労がとれたという人もいるのですが、悪くなったという人がかなりいます。それは仙腸関節に腫れやずれのある人たちで、マッケンジー法を受けたばっかりに腰痛がひどくなり、私のところに駆けこんできます。

つまりストレッチングは関節をまきこんで行わざるをえないので、その関節に異常があればかえって悪化するのです。

ストレッチングで腰痛が治ったという人もいます。しかし悪くなったという人もいます。その理由は5章でのべます。

ＡＫＡ－博田法で腰痛が消えた人が運動療法をすると腰痛は再発します

ＡＫＡ－博田法を受けた人は腰痛がなくなります。私は「1ヶ月後の診察をして、いいというまで運動療法をしないように……」と必ず注意し、その注意書きまで渡しています。なぜでしょうか？

ＡＫＡ－博田法で痛みがとれたのに、1－2ヶ月後の診察でまた痛みを再発している人に、なにか運動をしませんでしたか？と聞くと、果たして〝なにか〟をしていました。それも本人自身では腰にいいと思っていた運動です。

それまで習慣にしていたことが多いのですが、一番多いのが腰痛体操、ついでストレッチ、続いてテレビ体操、ヨガ、エアロビ、スクワット、フィットネス、水中歩行、水泳、ウオーキングなどなどです。これらは腰痛に効くという宣伝がテレビ、新聞、週刊誌、雑誌、単行本などで大々的に行われていますから、ついやってしまいます。運動で腰を悪くしているのです。

ＡＫＡ－博田法で診察すれば運動しても大丈夫かどうかはすぐわかるのです。その前に悪くして戻ってくる人が多いのには驚きます。〝あれだけ注意したのに〟と思っても、運動で悪くなった人は貴重な教訓を得たわけですから、わたしはその人たちを責めたりはしません。

運動療法はなぜだめなのか

ＡＫＡ－博田法もじつは運動療法の一つですが、いままでの運動療法とは方法も考え方も全く違います。その詳しいことは次章でのべます。

動きの悪いものを動くようにするのが運動療法です。きわめて基本的なことなのですが、痛みがあると筋肉はこわばり、動きがかたくなり、筋力が落ちます。筋力を増やすには関節を動かさなければなりません。関節に障害があると関節から運動をとめるような反射が起きます。それに逆らって運動をつづけると筋肉に損傷が起こるからです。しかし痛みがなくなると自然に動きはよくなりますし、筋力もついてきます。つまり痛みをなくすことが先決で運動はそのあとになります。

このことを多くの腰痛の専門家と称する医師たちはわかっていません。腰痛に運動療法をしても腰の動きはよくならないことが、運動療法の研究から明らかになりました。**痛い部位をいくら鍛えても痛みが消えないかぎりは筋力もつかないし、動きもよくならないのです。**

こんなことは医学の常識です。たとえば骨折をすると、骨の痛みのためいくら筋トレをしても筋力は落ちる一方です。痛い部位があると反射的に筋肉の緊張を起こします。それでも筋トレを続けると、関節は硬くなるのです。しかし骨折が治ってしまえば、筋トレに反応してすぐに筋力は回復し動きもよくなります。

こんな単純なことは大学教授もわかっているのに口には出せません。ある整形外科の大学教授が、長年の慢性腰痛で困っていました。学会の定説に従って自分の大学の理学療法士の指導で運動療法を半年以上も続けましたが、腰痛が消える気配がありませんでした。困りきってＡＫＡ－博田法の研修会に参加して博田節夫先生に直接ＡＫＡ－博田法を受けたのです。

「2週間で治りますよ」と博田先生に予言されたように2週間後にはうそのように治っていたのです。教授は、いままでの運動療法はいったいなんだったのだと言って、医局員に運動療法ではなくＡＫＡ－博田法を学ぶように命じました。

教授を退任してから、ある大きな病院の院長になりましたが、病院の経営上は運動療法部門をなくすわけにはいきませんでした。1回の治療で治ってしまうＡＫＡ－博田法のような治療では病院経営が成り立ちません。それが理由です。

従来の運動療法に対する私の結論はこうです。**運動療法では腰痛は消えません。**

2　ＡＫＡ－博田法とはどんな治療法か

腰痛の原因部位

腰痛はどうして起きるのか、それがわかれば起こさないようにすることもできるわけだし、治す方法もわかるはずです。じつは50年以上もの間、腰痛は背骨から起きると信じられてきました。それは椎間板《ついかんばん》ヘルニアが発見されたことによります。世界中の医師が椎間板の研究をして膨大な量の論文が書かれています。当然、整形外科医も腰痛は椎間板から起きると長い間信じていました。

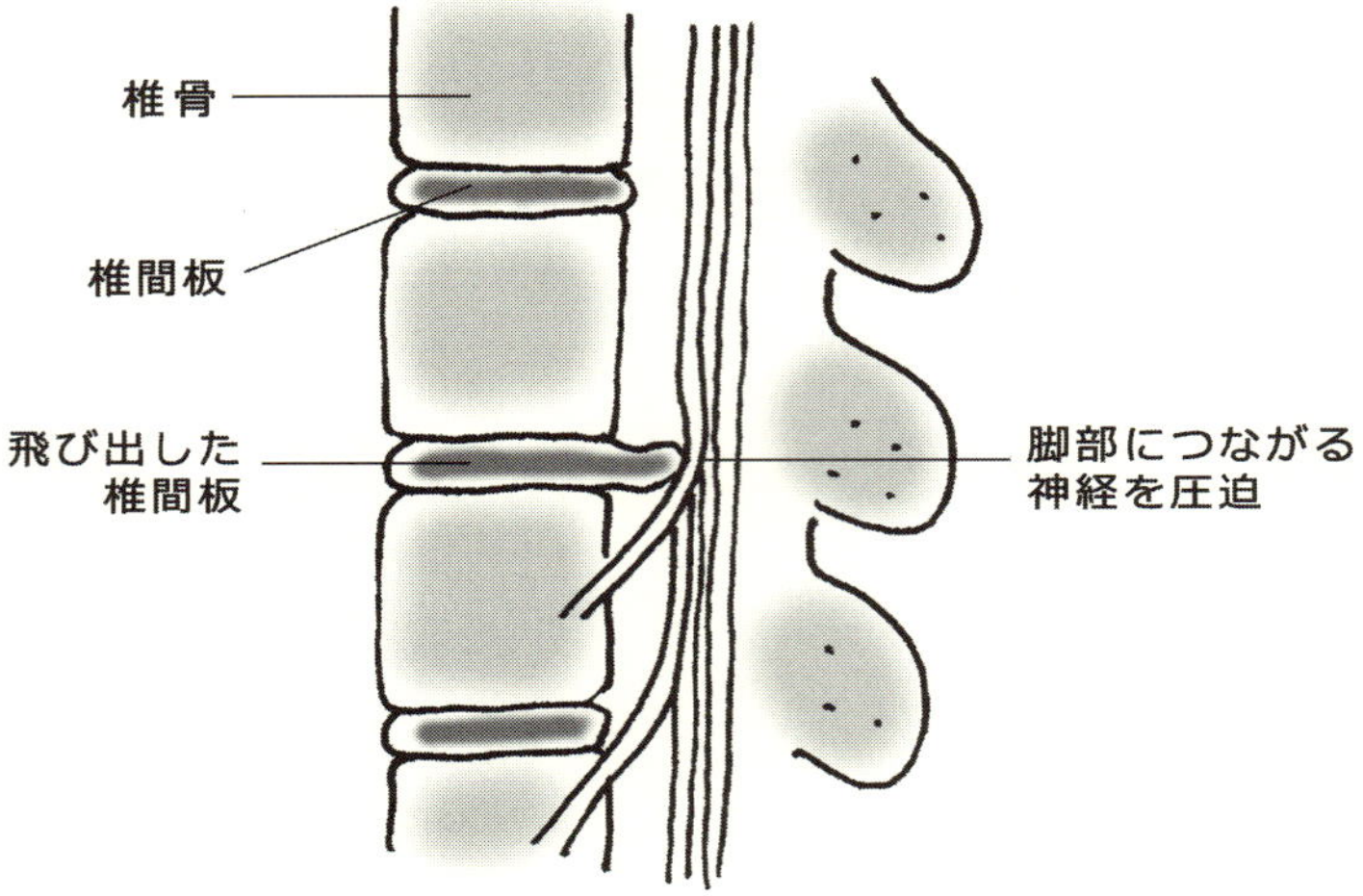

椎間板は背骨の骨との間にあるクッションのようなもの。その中身が飛び出た場合を椎間板ヘルニアという。神経を圧迫すると足に麻痺が起こる。

椎間板とは腰にある5つの積み木状の骨のそれぞれの間にあるクッションのようなものです。椎間板がないと背骨は曲げたり伸ばしたりできません。立ったり座ったりするだけでも、椎間板が背骨の動きを助けます。

椎間板の構造は中にあんのつまった饅頭《まんじゅう》のようになっています。饅頭の皮の一部がなんらかの理由で破けて中身のあんが飛び出てきた状態を椎間板ヘルニアといいます。あんが神経に当たったときに脚部に傷みが走るという理屈です。ヘルニアまでいかなくても饅頭が傷んだ状態でも腰痛が起こるというのが20世紀の椎間板原因説です。

ところが２０００年になり、もっとも高名な腰痛学者であるナッケムソンという人が、これを覆しました。もともと彼自身が腰痛は椎間板から起きると主張した一人でした。しかし臨床事実を重ねていくうちに、自分の唱えた説に疑問を持ち始めたのです。彼は世界中の科学者、統計学者に依頼して腰痛の実地調査を行い、エビデンスを究明して腰痛の原因を調べました。その結果、**腰痛と椎間板は関係ないということが分かったのです。まさに天動説から地動説へのパラダイムシフトでした。**

こうして海外では腰痛の原因の再検討が始まり、椎間板説は急激に退潮し、椎間板以外の原因を探す研究が始まりました。

一方、博田節夫先生が腰痛は骨盤の仙腸関節から起こる、そして用手的に治療できるというＡＫＡ－博田法を発表したのは、ナッケムソンの転向より10年早い１９９０年でした。しかし日本ではまだ椎間板研究の最盛期でしたので、学会では全く相手にされませんでした。学会が腰痛の原因は椎間板ではなさそうだが、まだ原因不明であると認めたのはさらに遅い２０１２年でした。しかし仙腸関節が原因の一つであるとは全く言及していません。博田先生の発表から30年近くたっても我が国ではこんな状態が続いています。

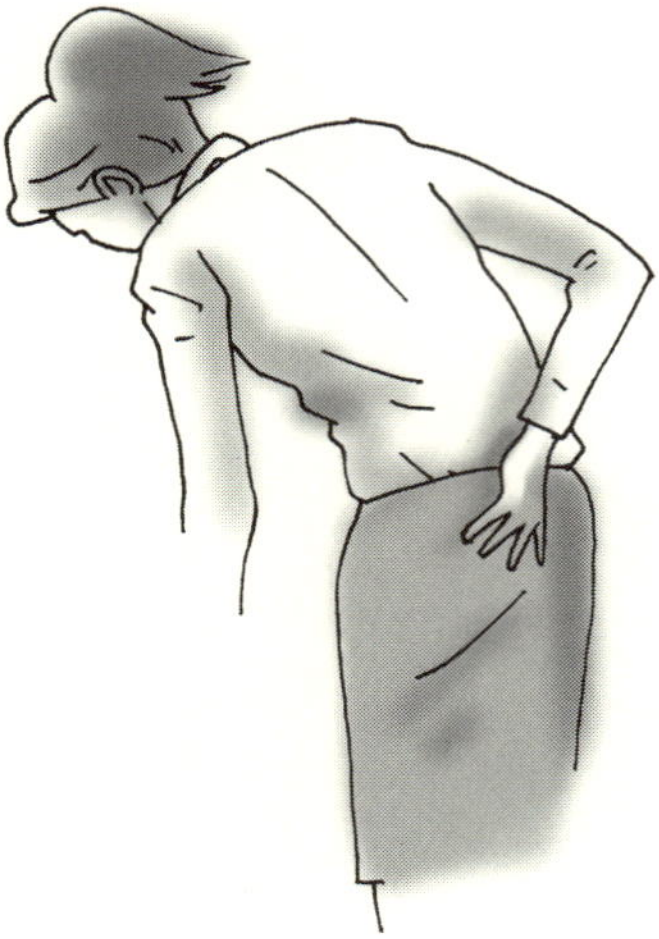

ほとんどの腰痛は骨盤部に痛みが出る。背骨が痛いといって背骨を押さえている患者はほとんどいない。

知る人ぞ知る不思議な治療

はじめてＡＫＡ－博田法を見学した人は、博田先生が骨盤に手を触れるだけ（のように見える）で腰痛患者の腰痛がその場で消えるのにびっくりします。私も30年前に博田先生の治療に驚き、この治療を教わり、実際に始めました。

博田先生はＡＫＡ－博田法の自費診療所を開設し、私も見学に行きました。予約制で腰痛患者一人ずつにＡＫＡ－博田法を行い、「**あなたの腰痛はヘルニアではありません。仙腸関節と**

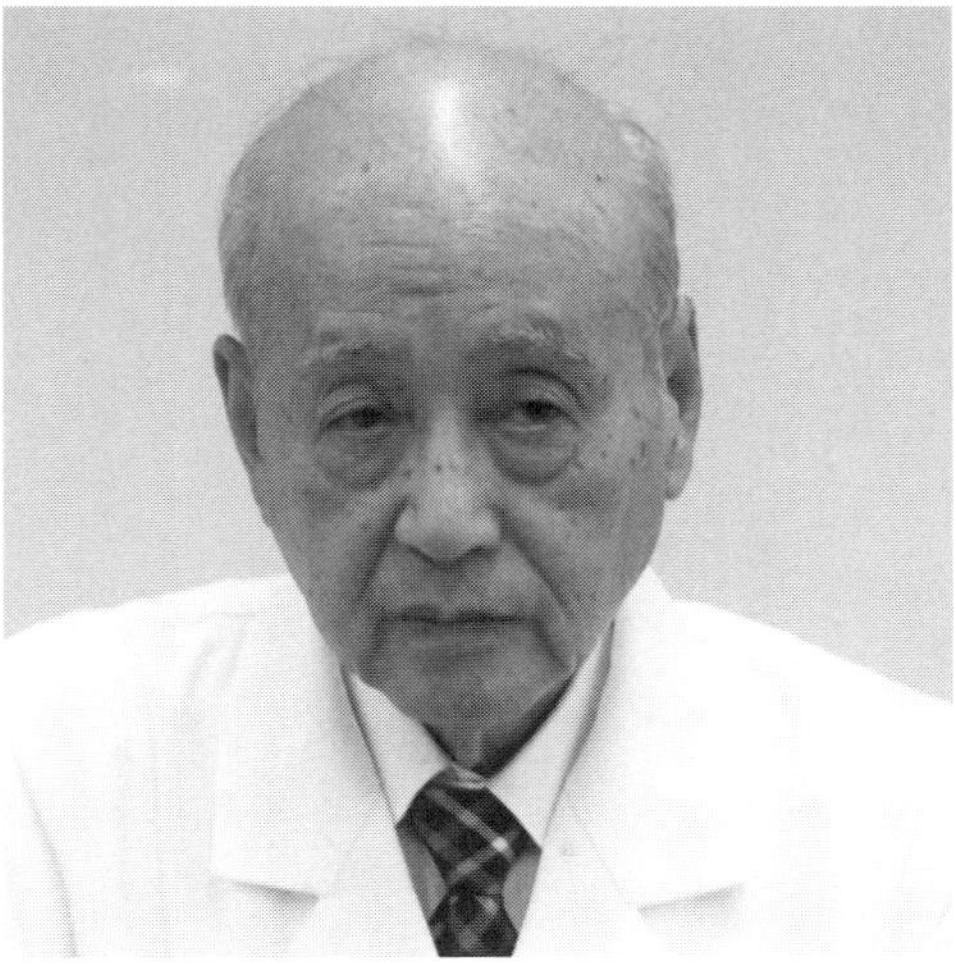

博田節夫先生近影　AKA-博田法の技術指導に日本中をまわり、各地でAKA-博田法の研修会を行い、技術を直接伝えている。

いう骨盤のつなぎめがうまく動かなくなったのが原因です。そこを治しました。さっき痛かったような動きをしてください。ほら痛みがなくなり、らくに動くでしょう」と、論より証拠を見せていただきました。

今も昔もＡＫＡ－博田法を知らない人たちからは、そんな馬鹿な、と言われますが、実際、治療を受けた人たちはこの治療に驚きますし、見学した医師にはパラダイムシフトがおこります。

ちなみに博田先生はまだまだお元気ですが、診療所は閉鎖して、ＡＫＡ－博田法の技術指導に日本中をまわっておられます。

この治療に驚くのはわれわれ日本人だけではありません。博田先生がヨーロッパでの学会に講演に行き、実技を患者に行ったとき、oriental magic!（東洋の魔法）という驚きの声が見学の医師たちの間から上がったと聞きました。

どこを、どうして、どのように治すのか

ＡＫＡ－博田法の秘密を明かします。治療する場所は背骨ではなく、骨盤の仙腸関節です。仙腸関節とは聞き慣れない部位と思いますが、骨盤のつなぎ目です。

仙腸関節は骨盤の奥深くなので、膝関節のように直接触って動きを感じることはできませんが、間接的には動きを感じることはできます。たとえば風呂のなかで座ってから、親指で骨盤の前横にある出っ張りを触りましょう。ついで薬指で骨盤の後ろの出っ張りを触ってください。そしてフラダンスのように骨盤を回してみてください。骨盤が動いているのを感じるでしょう。

仙腸関節がなんらかの原因で動かなくなり、痛みを生じるようになったのが腰痛という

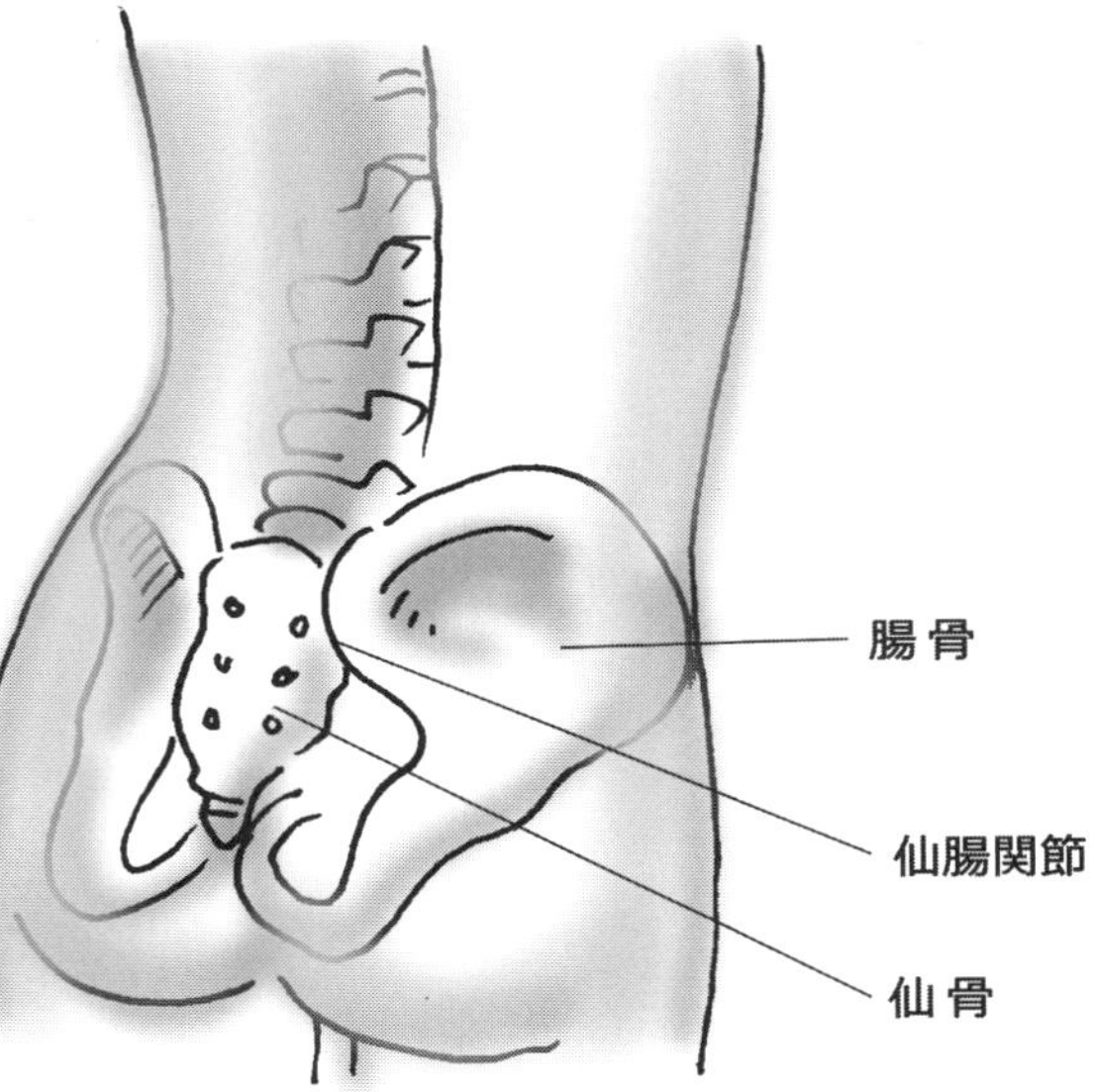

仙腸関節は骨盤の翼の部分（腸骨）と後ろの三角状の骨（仙骨）をつなぐ関節。古くは動かない関節といわれていたが、近年研究が進み、体を支え、動きを助ける重要な役割があることがわかってきた。

病気です。**腰痛の90％以上が仙腸関節を原因としています。**学問的には仙腸関節機能障害といいます。

前節で従来の運動療法では腰痛は治りません、と書きました。またＡＫＡ－博田法も運動療法の一つです、と書きましたが、普通の運動療法とＡＫＡ－博田法はどのような違いがあるのでしょうか。

仙腸関節が動かなくなったことが腰痛の原因であるなら、動くように工夫して腰を振ったり、屈伸したり、捻ったりすれば動くようになるのではないか。これは海外で従来の運動療法を行っている人々の考えていることです。

海外では腰痛の原因は仙腸関節である、少なくとも大きな原因の一つであるということが常識です。例えばグーグルで仙腸関節 sacroiliac joint とその障害 dysfunction と検索してください。１００万件がすぐにでてきます。それに対する運動療法はさらに３００万件も検索できます。

では、従来の運動療法で仙腸関節が動くようになるのでしょうか？

これはとてもむずかしいのです。痛い関節を動かそうとすると、まわりの筋肉が緊張して、関節そのものが逆に動かなくなります。そこでヨーロッパやアメリカでは、徒手医学（流派により命名が違います。例えばイギリスでは orthopaedic medicine, ドイツでは Chirotherapie, フランスでは manipulation, アメリカでは chiropractic と osteopathy）の技法として筋肉が緊張するより早く脚や胴体を捻って仙腸関節を動かす技術（スラスト）が発達しました。患者が油断していて治療操作に身構えるより早くに動かす芸当です。この方法は一歩間違えると骨折や麻痺を起こしかねないので、そのための保険もあるときききます。

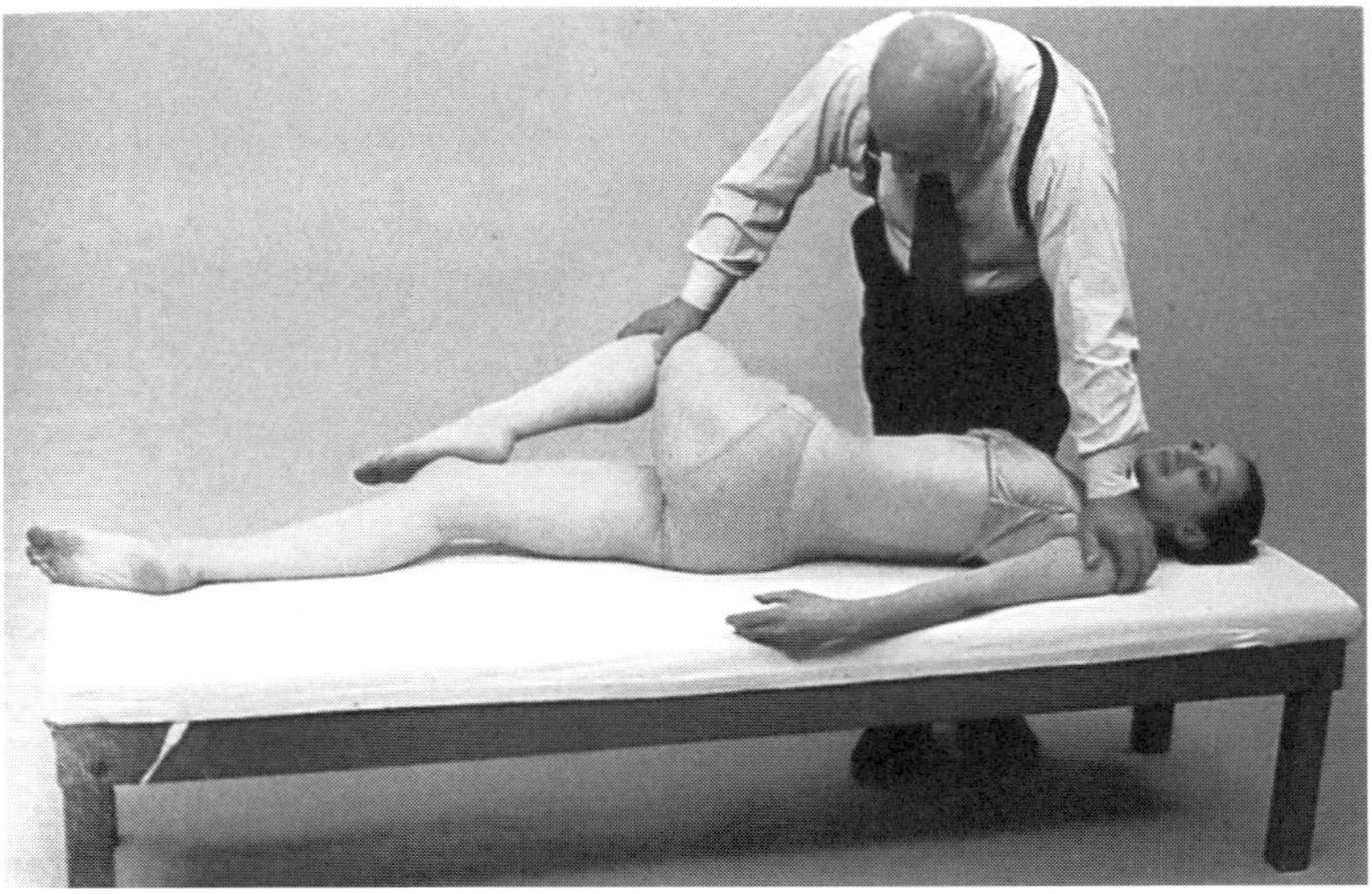

イギリスのサイリアックスによる有名な治療法。このような体幹をねじるストレッチが形を多少変えて世界中でおこなわれている。強く１回行うか、弱く何回も行うかは流派によって異なる。

〝鳴かぬなら鳴かしてみようホトトギス〟です。

一方、逆に体操やストレッチを何百回何千回と行っているうちに仙腸関節が動き出すのではないかと期待する治療法も海外にはあります。モビリゼーションといいます。〝鳴くまで待とうホトトギス〟です。

これらの治療法はいわば粗大運動で仙腸関節を動かそうとする試みです。かなり偶然性に頼っています。**一方、ＡＫＡ－博田法は、直接、仙腸関節に触れて動きの悪い部分を指先で動くようにするのです。**これが欧米人から oriental magic!　と言わ

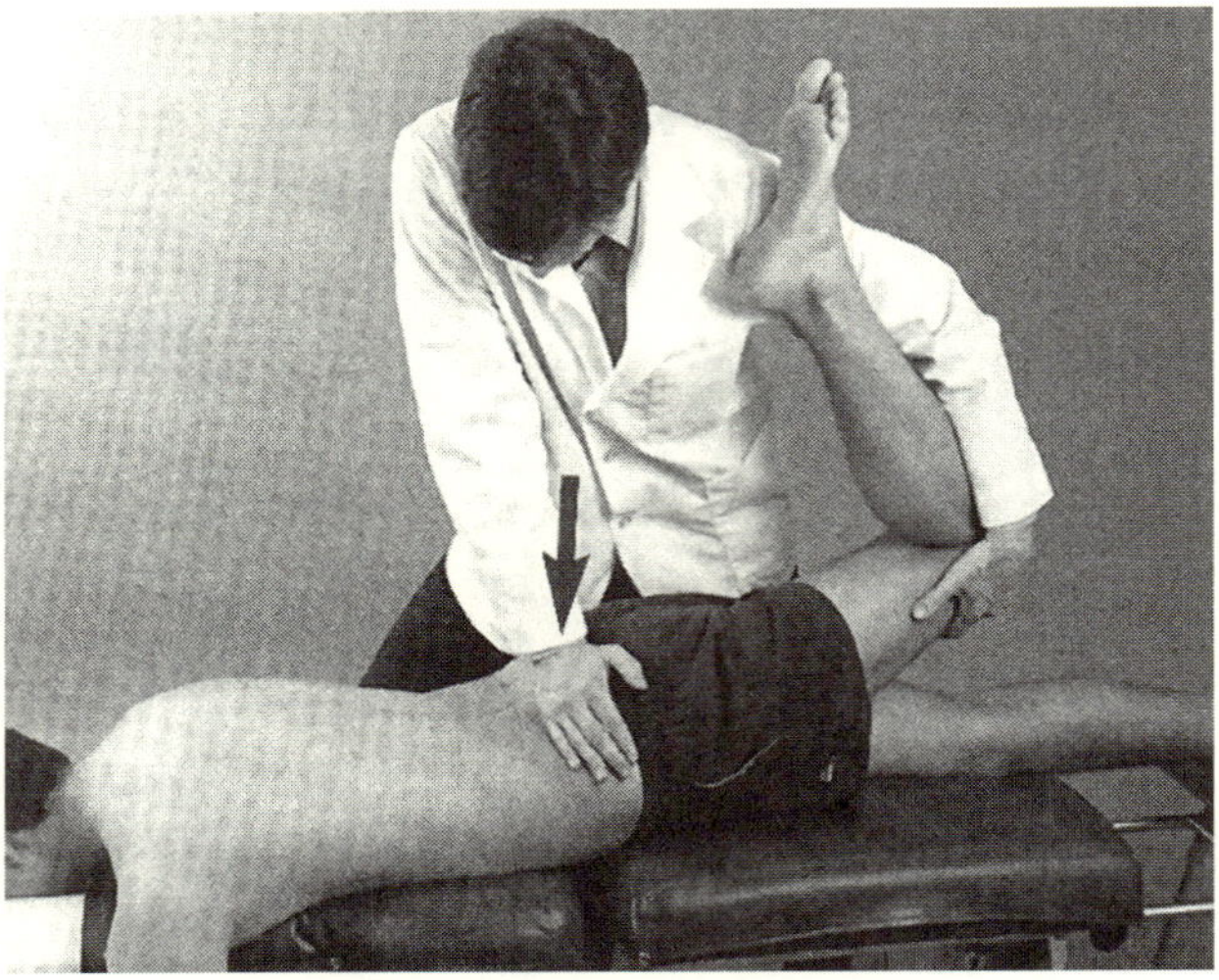

ドイツの徒手療法で仙腸関節の動きを改善しようとしている。突発力を加えるため、仙腸関節に炎症があると激痛を起こし、患者は悲鳴を上げる。

れた秘密です。いわば微細運動療法です。

例えてみると壊れた時計があるとします。その時計を振り回してみるとたまたま動き始めました。これが従来の粗大運動療法です。でもすぐに止まってしまいます。次になかを開けてどこの動きが悪いかをみて修理技術のある技術者が修理するのが微細運動療法でＡＫＡ－博田法なのです。

博田節夫先生の神の手の衝撃

博田先生は患者の腰部を全く見ずに、指先の感触だけて仙腸関節の動き

の悪いところを探りあて、どの方向にどれだけ動かすと動きがよくなるかを指先の感触だけで治療します。動かしすぎると痛みが残るので、最終的な調整には1ミリの1／10単位での動きを見るといいます。まさに天才的な技術です。

博田先生の指先は、仙腸関節に触れた瞬間にすべてがわかるそうです。仙腸関節がどのくらい病んでいるか、動きが停止してどんな状態か、どの方向に動かせば動くようになるかなどがわかるといいます。

博田先生は不世出の天才です。そのためAKA－博田法をわれわれ凡人の医師に教えるのはとても難しかったそうです。まして整形外科医は椎間板が腰痛の原因だと先輩に教え込まれてきたのですから。

それを仙腸関節が腰痛の原因と教えても、少しオカルトじみているのではないか、あるいは気が狂ったのではないか、と言って相手にもされません。それが博田先生がAKA－博田法を発表した当時の雰囲気だったのです。

医師は理屈好きなので理屈で教えると半信半疑でも納得しますが、理屈だけではスポーツと同じように技術はうまくならないのです。そのため、技術の基本フォームをまず教えることから始まります。テニスでいえば素振りの練習です。しかしそれまで球技をしたこ

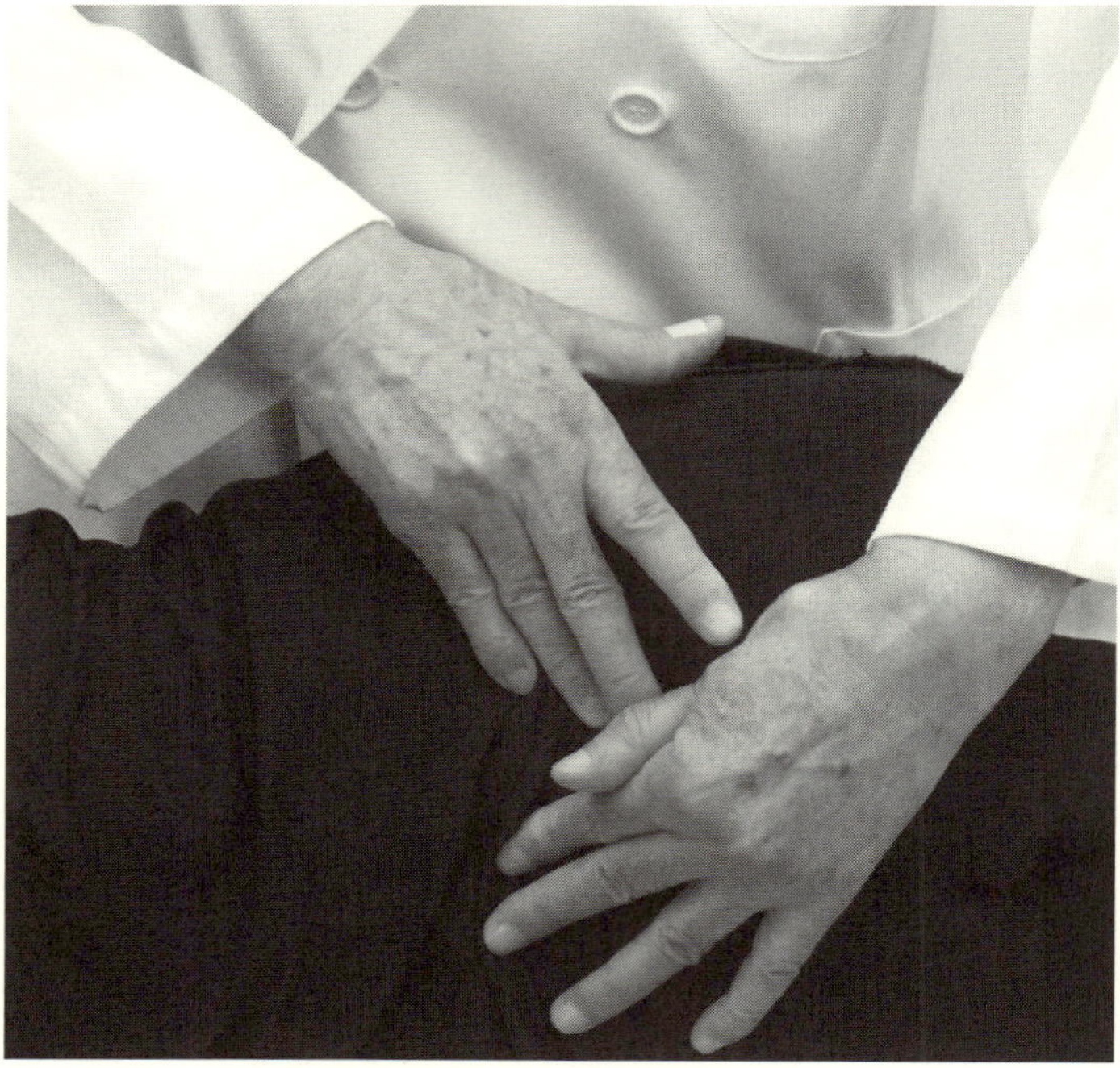

仙腸関節をスライドさせている手技。関節の遊びを利用するので数ミリの動きを得れば良い。
博田節夫先生による治療。

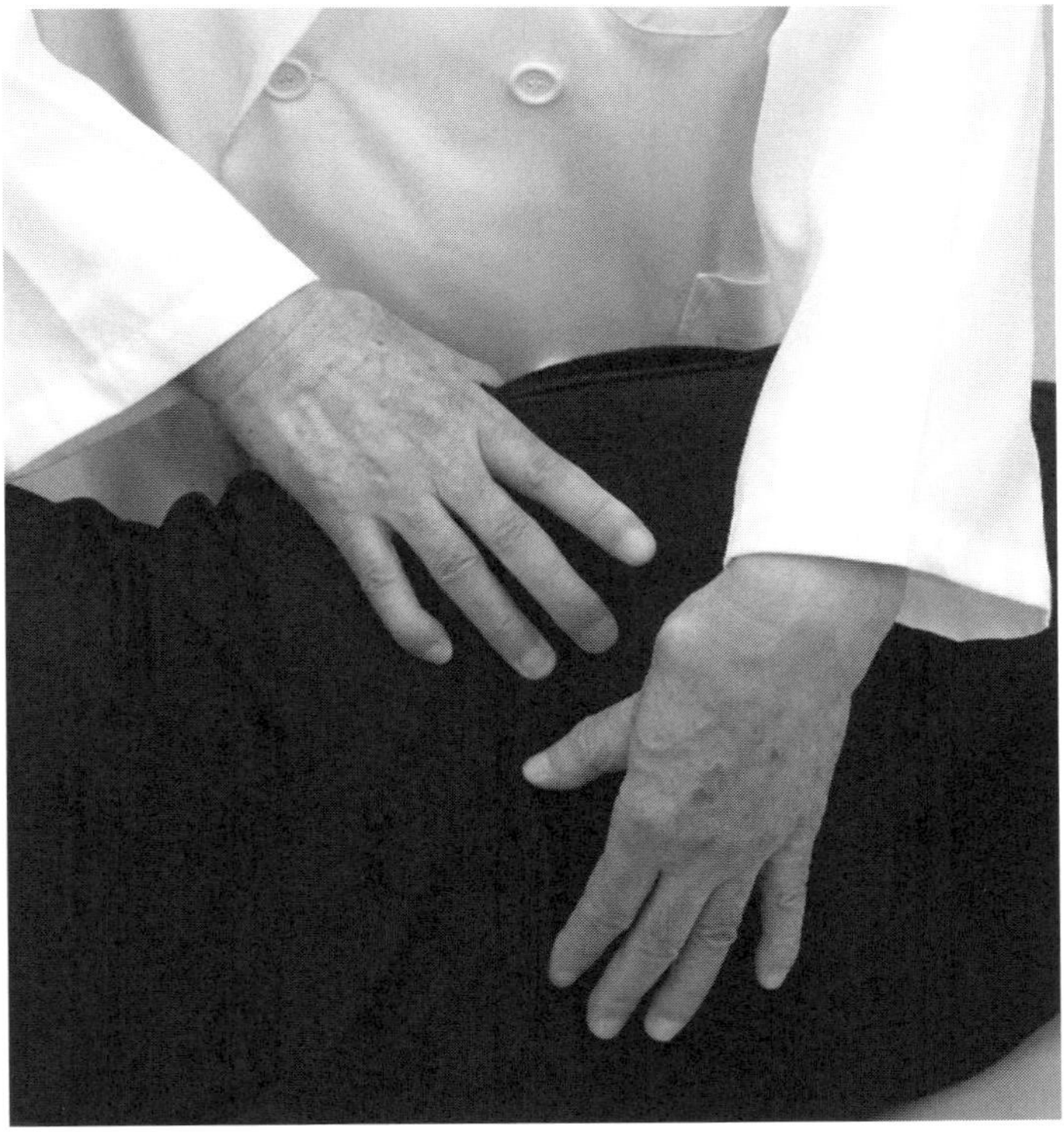

仙腸関節を開いている手技。正常なひとは柔らかく動くが、仙腸関節がひっかかっていると関節が硬くなっているので手技を教わってもなかなか簡単にはできない。
博田節夫先生による治療。

とのない人にテニスをいきなり教えることの難しさがあります。走ってボールを打って正確に返球するという感覚は、たくさんの試打のなかから獲得しなければなりません。

これに対して粗大運動療法では、ただラケットを力まかせに振り回すだけです。ボールが当たろうが、ボールがどこに飛ぼうがかまわないのです。

腰痛だけではないその効果

腰痛が治せるというだけでも私たち整形外科医にとっては驚きだったのですが、**仙腸関節をＡＫＡ－博田法で治療すると、それにともなう下肢痛が治るのです。**腰痛に伴う下肢の痛みはかって座骨神経痛といわれていました。臀部から始まって下肢の後ろの部分を伝わって足に至る痛みです。

しびれのこともあります。いまも古い整形外科医はこれを椎間板ヘルニアの典型的な症状としています。

しかし腰痛に伴う下肢痛は下肢の後ろだけではありません。鼠蹊《そけい》部（骨盤の前の部分で股関節の痛みと間違えられることが多い）から下肢の前部を走る痛み、また下肢の外側を

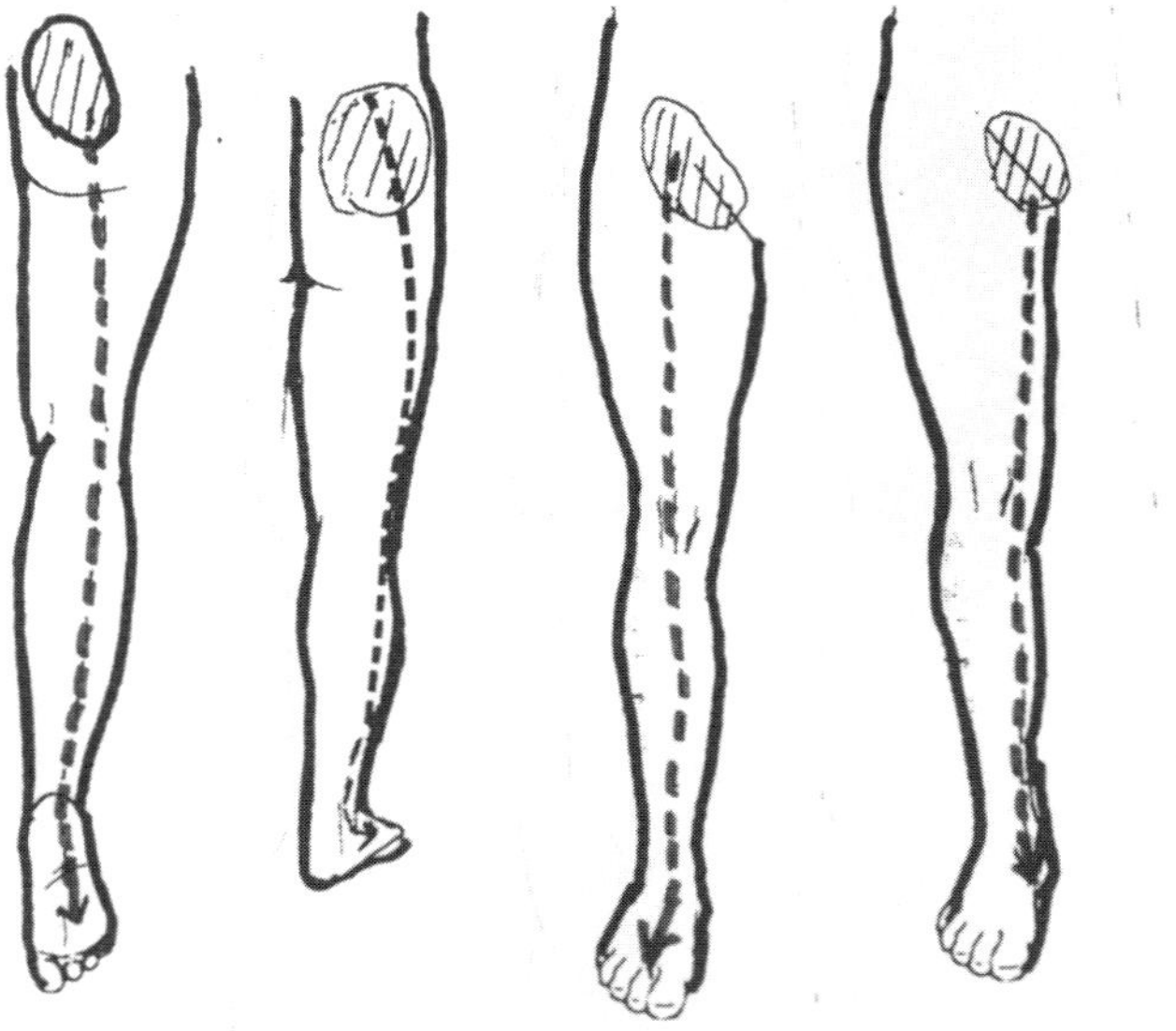

仙腸関節から下方に走る痛みは仙腸関節の関連痛といって座骨神経痛ではない。AKA-博田法を行うと消失するからである。

走る痛みもあります。まれには下肢の内側を走る痛みもあります。下肢の後ろを走る痛みも含めてこれらは仙腸関節からの関連痛と呼ばれています。欧米で仙腸関節の研究をしている人たちも、これらが神経痛ではなく仙腸関節の関連痛であるとしています。

どうして仙腸関節からの痛みであるとわかったのでしょうか。それは仙腸関節にＡＫＡ－博田法を行うとすぐに消失する痛みだからです。しびれは少し後になって消えます。これほど原因─治療─結果がはっきりしてわかりやすい医学はないでしょう。
神経痛様の痛みだけではありません。**原因不明の股関節痛、膝関節痛、五十肩、首の痛みなどが仙腸関節のＡＫＡ－博田法だけで消えることが多いのです。**

仙腸関節の痛み

仙腸関節は関節です。関節が痛みを起こす原因は三つあります。第一は関節にある力が働いて関節機能異常（ずれというときもありますが、実際には目で見えないのでどうなっているか、わかりません。博田先生は関節がひっかかると表現しています）が起きたとき、第二は関節に炎症がおきて腫れたとき、第三は加齢などで変形し炎症を伴い関節が癒着しているとき。

第一をＡタイプ、第2をＢタイプ、第3をＣタイプと呼ぶことにしましょう。腰痛を起こす仙腸関節のおよそ70％はＡタイプです。Ａタイプはいわば捻挫のようなものなので、ＡＫＡ－博田法で１－２回の治療で完治します。Ｂタイプは15－16％くらいですが、炎症が主体ですのでＡＫＡ－博田法では治りません。しかし炎症は２－３ヶ月で消えますので、

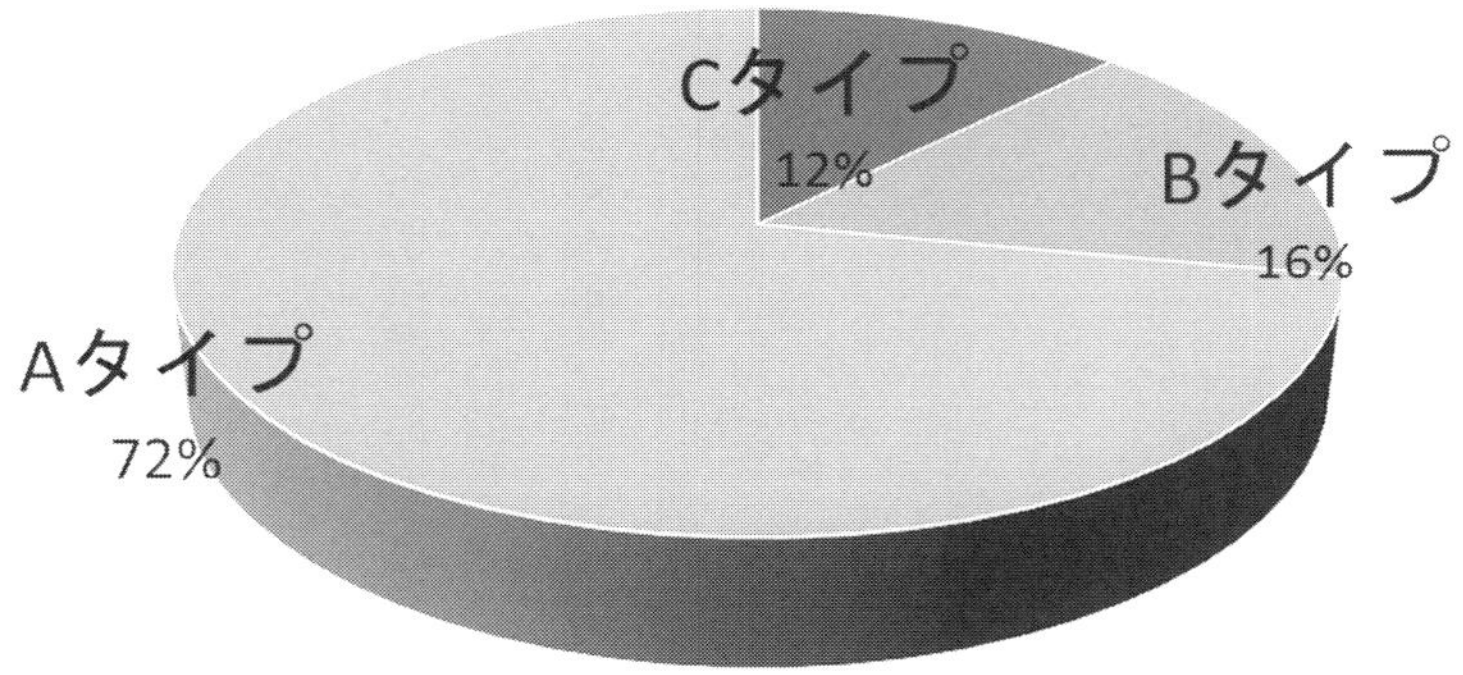

仙腸関節の痛みのタイプはＡタイプが一番多く（72%）、次いでＢタイプ（16%）、Ｃタイプは治しにくいが12%程度を占める。（2014年 かただ整形外科）

自然治癒にいたります。Ｃタイプが最も治りにくく、12%くらいあります。手術を受けても治りません。ＡＫＡ－博田法を受けてもよくなるのは３ヶ月すぎてからです。その後は半年くらいのあいだにだんだん治っていきます。しかし仙腸関節に癒着と変形があるので、場合によっては完治が難しいことがあります。

　Ａタイプについては足の捻挫を考えてみましょう。足の外側を地面につけてひねったときに捻挫して外くるぶし付近に痛みがきます。すぐに自分で足をまっすぐにして絆創膏などで固定すると自然に痛みは退いていきます。

　では仙腸関節が捻挫のような状態になったらどうでしょうか。仙腸関節を動かすための筋肉がないため、自分では正しい状態に戻すことはできないのです。これが仙腸関節とほかの関節との大きな違いです。仙腸関節から生じる腰痛が治りにくく、運動療法でも治りにくい原因はそこにあります。**直接、医師が関節を手で正しい位置に治すしかないのです。**これがＡＫＡ－博田法でしか腰痛を治せない理由です。

全く痛くない治療

足の捻挫でも足をまっすぐにするときは痛いですね。しかしＡＫＡ－博田法で仙腸関節を治療するときは全く痛くありません。治療が終わって、立っていいですよ、と言われたときに治療を受けた人は、これから治療が始まるのかな、と思って「これからどのように治療するのですか」と質問することがあります。「もう終わりました。これがＡＫＡ－博田法です。さっきのように体を動かしてみてください。全く痛くないはずです」と言われ、実際に動かしてみると、本当に痛みがとれています。そのことにびっくり仰天して、感動して涙する人もいます。とくにいままで整体やつらい運動療法を受けてきた人は、信じられないと言います。

どうして痛みを起こさずに治せるのでしょうか。従来の運動療法のことを粗大運動療法といいました。ＡＫＡ－博田法は微細運動療法なのです。関節を動かすのには仙腸関節にある２－３ミリの関節の遊びといわれる動きを利用します。関節の遊びは粗大運動ではわからない動きですが、指の触覚を通じてわかる微細な動きです。この関節の遊びをＡＫＡ－博田法で関節に加えると、仙腸関節は正常の動きを取り戻すことができ、正しい位置に戻ります。

薬や注射はもういりません

１－２回のＡＫＡ－博田法で腰痛が治ってしまうので、薬や注射を数ヶ月も必要とされた従来の腰痛治療とは全く治療法が異なります。ただしそれは、仙腸関節の捻挫のようなＡタイプの腰痛に対してです。Ｂタイプの炎症には消炎鎮痛剤がよく効きますので炎症を消す目的で処方します。Ｃタイプの癒着のあるタイプも薬はいりません。というのも、薬では効果がないからです。そうなると、今までの定番であった痛み止めや注射は90％近くの腰痛には必要なくなります。

医者には儲からない治療です

薬も注射もいらず、定番の運動療法もいらないとなると、医者にとっては全くお金にならない治療です。医者がいくら努力して患者を治しても、それに見合う報酬が得られないのです。開業医はそれまで誰も治せなかった腰痛を治したという自負心で続けられますが、勤務医の場合は、病院経営者からみると、患者は多いようだが病院は全く儲からないといって、ＡＫＡ－博田法を行う医師を追放する場合もあります。

つまりＡＫＡ－博田法は、病院経営者によっぽど理解がないと続けられない医療なのです。

医療経営上からは、治りはしないが、多少効果があって何ヶ月も通院を必要とする治療法が一番儲かるのです。

口コミだけで全国に噂が広がる

国民の30－40％が腰痛で悩んでいるという統計があります。すると全国で約４０００万

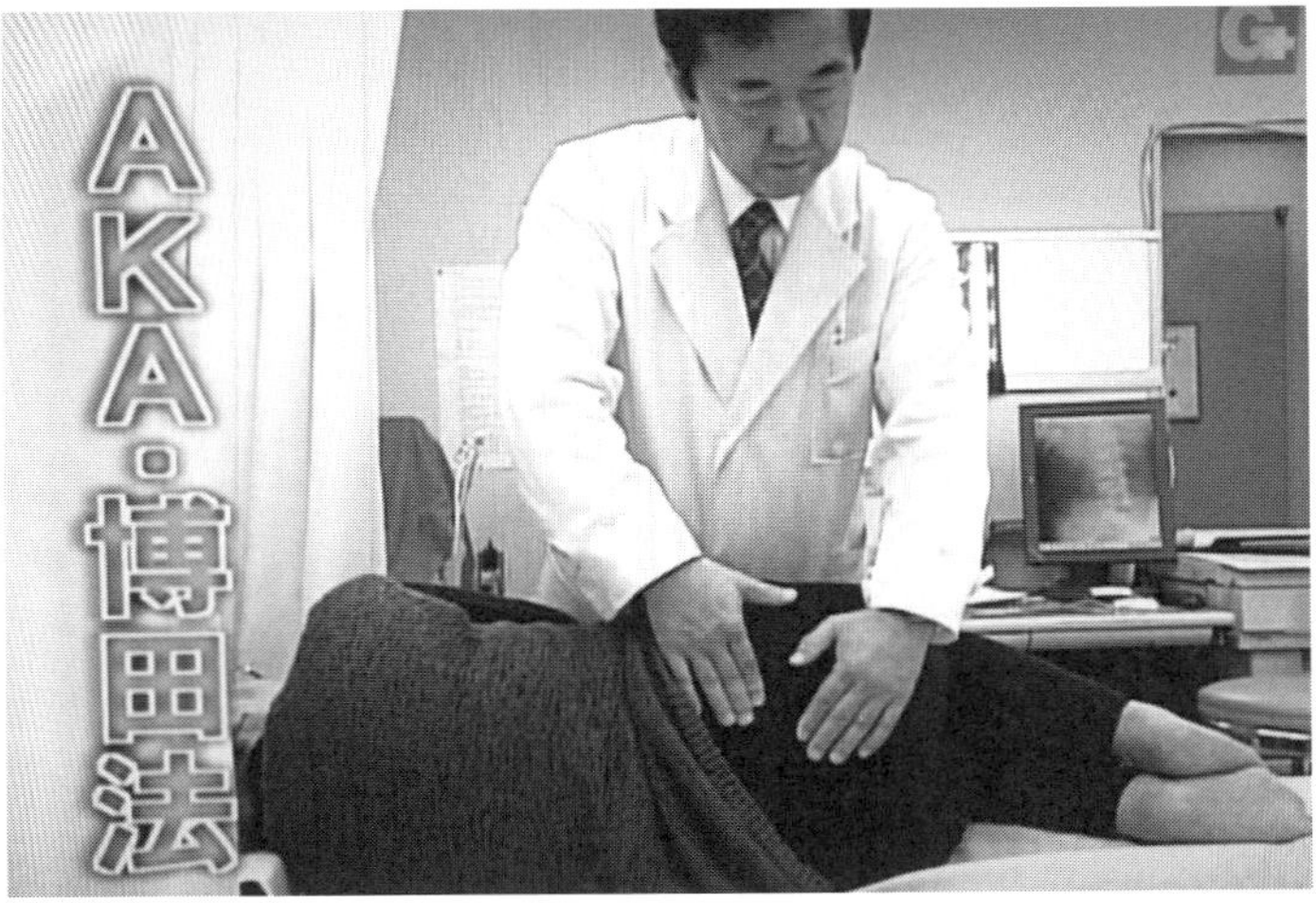

2003 年読売テレビに出演中の著者

人が腰痛もちです。ある人がAKA－博田法で腰痛が治った、と職場、あるいは地域で話したとします。その体験談はあっという間に口コミでひろがります。

マスメディアの取材に応じた場合には、その反応はすさまじいものがあります。以前、私もテレビの取材に応じたことがありました。すると数ヶ月の間、電話がたえまなく鳴り続けて、まともな医療活動ができなくなりました。

その後も何回もテレビ局から出演のお誘いがきましたが、テレビ取材にはまったく応じていません。口コミだけにまかせています。それでも最近5年間では新規予約は8ヶ月待ちの状態が続いています。

ネット動画は60万回以上の視聴

5年前に講談社の編集者が腰痛の取材に来て、ＡＫＡ－博田法の私の話を録音し、それを編集してライターが本を書き上げたことがあります。そのときに動画を撮らせてほしいと、ある日、カメラマンなどのスタッフが私の診療所に来ました。ＡＫＡ－博田法の説明と治療の動画を撮らせてほしいというのです。

講談社の女性の編集部員が慢性腰痛で困っているので、患者として連れてきたということでした。シナリオなしのぶっつけ本番の撮影です。

いつも患者さんに説明しているような調子で腰痛とＡＫＡ－博田法を説明し、女性編集部員をＡＫＡ－博田法で治療しました。

この動画が講談社から YouTube で流されました。

はじめはＡＫＡ－博田法の動画に興味のある視聴者がどのくらいいるのか、疑問に思っていました。講談社の本は『たった5分間で9割の腰痛がよくなる本』というタイトルで、いまもこの題名を入力すると動画が観られます。

この動画が私の予想に反して、最近3年間で64万件という視聴者があったそうです。しかも年々増加しているというのは驚きです。それだけ、腰痛を治せるということが腰痛もちの人々に衝撃的なことなのです。

3　これまでの腰痛治療の有効性

整形外科は画像診断、治療は整体、接骨、マッサージの今

最近腰痛シンポジウムという学会で講演会があり、私もＡＫＡ－博田法の講演をしましたが、ある医師が整形外科医にとって屈辱的な統計を発表しました。それは腰痛患者が治療を受ける場合にどこに行くか、について調査した報告です。

腰痛を扱う科目は医療上、整形外科ですが、患者はそうは思っていないことがわかったのです。**腰痛をおこしたときに整形外科に行く患者は、全体の15－20％しかいないのです。**ほかの大部分の患者は接骨院、鍼灸院、整体、マッサージ、あるいは自宅で売薬を使うと

いうのです。

この結果を発表した医師もこの結果に当惑して、会場からの質問にもしどろもどろの返答でした。たとえば「こうした現状を整形外科はどう打開したらよいのか」という質問に対しては、「患者に最新の腰痛の情報をしらせて、よく患者と話しあうことです」などと答えるのが精一杯でした。それほど腰痛をめぐる医学は現在、行き詰まっているのです。

現状はこうです。整形外科でできるのは、レントゲン、ＭＲＩ（磁気共鳴画像）、薬、物理療法（いろいろな周波数を通電してマッサージ効果を起こす）、注射、運動療法です。しかし運動療法（筋トレ、ストレッチ、マッサージなど）は接骨院などのほうが上手ですから、運動療法の段になると患者は整形外科から逃げ出すことになります（健康保険では接骨院では腰痛を扱えないことになっています）。

画像診断はなにを物語るか

整形外科では腰痛の診断にレントゲンとＭＲＩを使います。これらを画像診断といいます。では画像診断は腰痛の原因を説明できるでしょうか？

レントゲン所見で腰痛の原因と断定できるのは、骨折と骨の癌だけです。まれに成長期の腰椎分離症がありますが、これは疲労骨折ですから骨折としてよいでしょう。椎間板の変化（すきまが狭いとよく言われます）は腰痛と関係ありません。腰椎すべり症（背骨がずれている）は腰痛の原因にはなりません。側わん症（背骨が曲がっている）も腰痛を起こしません。

ＭＲＩでは腰痛の原因と断定できる材料はさらに少ないのです。一時、椎間板が飛び出て神経を圧迫しているということが腰痛の原因だという説がありました。これは厳密な調査結果から、正常の人でも椎間板が飛び出ている人が多く、飛び出ている割合は腰痛の人と変わらないという結論が出て、否定されました。

最近は脊髄がまわりから圧迫され、締め付けられている像がＭＲＩで見つかり、脊柱管狭窄症であると説明されることが多いようです。高齢の人で私のところに来る腰痛患者のほとんどはそう言われて来院します。しかし、脊髄が圧迫されて起こるべき症状は麻痺症状のはずです。しかも脚部の麻痺のはずです。腰痛が起きるということは医学的におかしな話です。

このようにＭＲＩは腰痛の診断にあまり役にたたず、逆に椎間板が腰痛の原因でないと

いうことをはっきりさせたわけです。前に紹介した腰痛の権威のナッケムソンも、MRIが登場しても腰痛の診断と治療には何一つ貢献しなかったと認めています。

自然に治る腰痛と万年腰痛の違い

腰痛で自然に治るものがあるという話はよく聞きます。なにも治療しなかったけれど、市販の薬や湿布をしていたらなんとなく治った人がいます。

わたしどものデータでは、急性腰痛の場合、AKA－博田法を受けなくても30－40%の人が1ヶ月以内に痛みが自然治癒しています。詳しくはのちほどのべます（5章）。

ギックリ腰はこのように自然に治るものもあるので、こうした場合に薬で治ったとかなになに治療（ストレッチ、整体など）で治ったと言っても、自然治癒だったのかもしれません。Aタイプ（44ページ参照）にこのような自然治癒腰痛が30－40%あるのは確かです。また、Bタイプの仙腸関節炎は膝が腫れて痛むというのと同じで、炎症の引く2－3ヶ月で自然治癒します。

さてCタイプの腰痛には自然治癒はあまりなく、よくなってもしばらくして再発します。

この腰痛にはどんな特徴があるでしょうか？

まず、安静にしていても痛みが消えません。運動するとさらに痛みがひどくなります。これが1ヵ月以上続きます。寝ているときは寝返りで痛みますが、これも1ヶ月以上続きます。腰痛が急に激痛になったり弱くなったりします。動き始めが特に痛みが強いので、朝とか、立ち座り、歩きだしなどがつらい状態です。腰や脚部にしびれがあります。脚部が冷えたり、熱っぽく感じます。筋肉がやせてくることがあります。めまいや耳なりなど自律神経症状が出ることがあります。

こうしたCタイプの腰痛は治りにくく、誤診されて手術をうけても治りません。ただしＡＫＡ－博田法を受ければ３ヶ月から効果がでて６ヶ月以上たつと痛みは軽くなっていきます。

手術の有効な真性ヘルニアは腰痛の0.1％

現在整形外科では、腰痛と脚部の痛みがあると椎間板ヘルニアが疑われ、ＭＲＩでヘルニアの有無が検査され、椎間板のでっぱりがあると椎間板ヘルニアと診断されます。

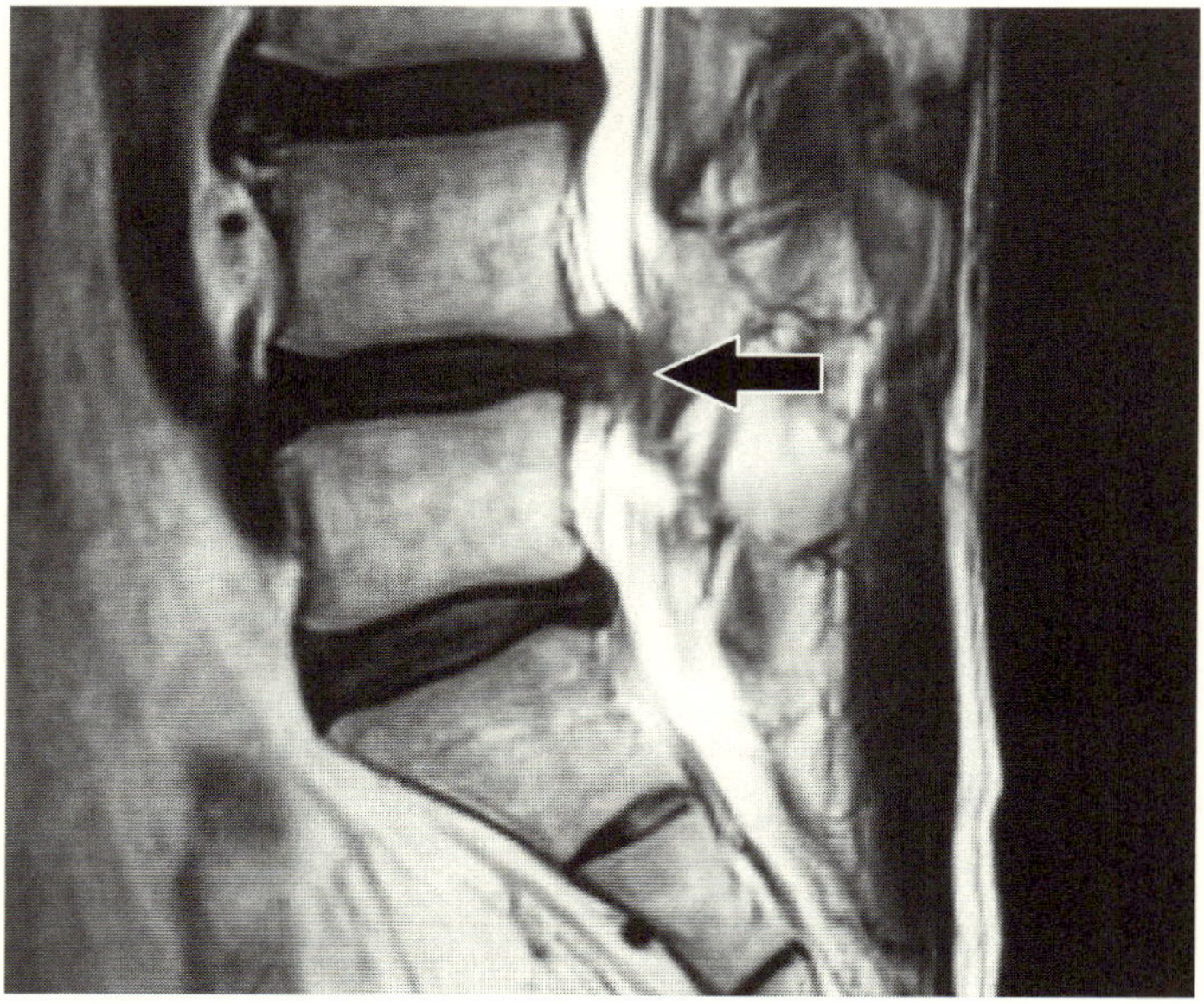

真性椎間板ヘルニアは突出した椎間板が神経を障害し、下肢に痛みと麻痺を起こす。真性ヘルニアは AKA- 博田法では治らない。

ここで注意しなければならないのは、〝画像ヘルニア〟です。画像ヘルニアとはMRIでヘルニアがあるのに、それが症状を起こしている可能性がない場合です。ヘルニアがあるときは、それが神経を圧迫しているときのみ症状が出ます。その症状が出るのは足です。多い症状は足の1番指と2番目の間の足の甲にかけて感覚がなくなることです。1番目の指に力が入らないという症状もあります。その場合、歩くときつま先だけで歩くことができません。このような神経を痛めた症状を神経脱落症状といいます。この症状と画像が一致した場合のみ真性ヘルニアの可能性が強いのです。**真性ヘルニアは、私の経験では年間約３０００人の腰痛下肢痛のある患者のなかで数人います。**すると確率にして0.1％くらいです。真性ヘルニアにはＡＫＡ－博田法は無効です。

薬はどこまで効くか

薬に関して注意しなければなりませんが、腰痛に効果があるというのは治ったということではありません。その薬を服用して腰痛が減少して、服用しなかった人にくらべて減少の割合が統計的に多かったということです。

急性腰痛に対しては痛み止めとして処方される消炎鎮痛剤は効果があります。しかし急性腰痛が治った場合、薬の効果なのか自然治癒なのかの判定は微妙です。慢性腰痛には消炎鎮痛剤の効果はあまりありません。最近あいついで強い鎮痛効果のある薬が発売されていますが、その善し悪しについては後ほどのべます。

うつ、不安が腰痛になるというのは本当か

仮面うつ病の人の腰痛が治りにくいのは確かです。仮面うつ病は、うつ症状はあまりないのに、頭痛、肩こり、背中の痛み、腰の痛みが主な症状の場合です。そのほかにも理解しにくいほどたくさんの症状を訴えることがあります。精神科的治療が必要です。**しかし自分はうつ病ですと自覚のある人ではＡＫＡ－博田法で治療できます。**

一方、慢性腰痛が長年続いてあらゆる治療を受けても腰痛が治らず、社会生活にも大きな支障がある人の場合、たいていは、程度の差こそありますが、うつ状態になっています。つまり救いのない状態に長年置かれると、誰でも憂鬱になります。こうした場合、うつ病の薬では症状は軽くなっても腰痛は治りません。

ところが、ＡＫＡ－博田法で痛みが消えると、うつ状態も消えます。

最近、腰痛は脳で感じるのだから、精神科と連携して腰痛を治療するべきという考え方があります。ＡＫＡ－博田法ができない医師がこの考えに陥ると危険です。このことは次の章で説明します。

4　路頭に迷う腰痛患者たち

整体まがいの治療をするなという医師

慢性腰痛の人が、〝自分の腰痛にはＡＫＡ－博田法がいいようだ〟と、行きつけの整形外科医に相談したところ、その医師は激怒して「あんな整体まがいの治療を受けたいとはけしからん。もうここへは来るな！」と怒鳴られたそうです。

さて整体まがいとは恐れ入りました。確かに整体は腰痛を治療する公的な免許を持ちません。整体で悪くなった、骨折したという苦情もあります。そして整体は整形外科の患者をさらっていく整形外科にとって天敵です。

ところで、整体の起源はアメリカにあります。100年も昔のアメリカは、極端な医師不足でした。医師不足でも背、腰、首、四肢の痛みの患者はたくさんいたわけです。東洋では鍼灸漢方による治療がありましたが、アメリカでは首や腰を瞬時にひねったり、曲げたりして治す民間療法がありました。

そのなかで、〝鳴かせてみようホトトギス〟のグループがカイロプラクティックの養成学校を作り、州が医師に準ずる資格（薬の処方ができる）を与えたのです。もうひとつの〝鳴くまで待とうホトトギス〟派はオステオパシーという流派を作り、これも大学まで作って医師と同じような資格を与えています。

アメリカでは腰痛はこの2つの準医師が診ることになっていて、整形外科医は腰痛の手術以外にはタッチしません。

ヨーロッパでは腰痛の徒手療法（医師の手でもって腰痛を治す）が盛んで、医師は徒手医学の研修を受け、腰痛を治療します。この徒手医学の講習は、たとえばドイツでは厳格なカリキュラムがあって、段階的にマスターしてから徒手治療の資格が与えられます。もちろん保険医療です。この治療はどちらかというと〝鳴かせてみようホトトギス〟派です。

ニュージーランドの理学療法士マッケンジーの始めたマッケンジー法は、患者自身が行う体操療法で理学療法士が指導を行います。この体操は医師ではなく理学療法士が、マッケンジー協会で講習を受けて資格を得てから行います。しかし我が国にこの治療が輸入されると、資格なしで同じような治療するものが多く、かえって腰痛が悪化したと、私のところに駆け込む人が後を絶ちません。

日本だけは、医師の手技治療は世界の流れと異なり発達が遅れました。**唯一、ＡＫＡ－博田法だけが医師が行う手技療法です。**ＡＫＡ－博田法とは略名ですが、博田先生が１９９０年に発表した関節運動学的アプローチ arthro-kinematic approach（ＡＫＡ）が本来の名称です。この技術が有名になると無資格者が形だけまねするようになり、患者に迷惑をかけるようになったので、〝ＡＫＡ－博田法〟という名称とし、商標登録したのです。

日本ＡＫＡ－博田法の会員医師数は約４００名、理学療法士は約１５００名です。みな博田先生のＡＫＡ－博田法の技術を習得しようと必死になって研鑽しています。

ＡＫＡ－博田法は、日本ＡＫＡ医学会が認定した指導医以外は標榜、つまり「私は日本ＡＫＡ医学会から認定を受けたＡＫＡ－博田法の治療技術を持つ医師です」と公表することはできません。接骨院や整体などで集客のためだけに〝ＡＫＡ療法〟などと名乗っているものがありますが、全くＡＫＡ－博田法とは似ても似つかぬ治療です。

海外では徒手手技療法の医師のための国際学会があります。FIMMという組織で、日本では唯一、日本AKA医学会だけが加盟を認められています。

欧米では「整体、カイロ」は医師または準医師の仕事なので、けっして貶められる存在ではないのです。**いまだに古い医師は手技療法を卑しんでいますが、それは日本だけにみられる特殊な現象です。**

このことを知らずに海外に行った医師は、その国の医療関係者から無知を馬鹿にされるでしょう。

薬と運動で治らなければ手術だ、と脅す医師

最近の腰痛を治療する医師の言動は極端になってきています。患者が腰痛で薬をもらい、リハビリテーションでの運動療法に通って数ヶ月経ちました。医師に診察を受けて「まだ腰痛ははじめと同じような状態で治りません」と言おうものなら、「それでは手術を受けなさい」と手術を勧められます。患者は手術がいやだから何ヶ月も通院したのに、困ってしまいます。しかも手術してよくなっていない患者がまわりにいて、手術は受けないほう

がいいよ、という情報を掴んでいるのです。そこで困った患者はほかに行ってみようとドクターショッピングを始めるのです。

こうした経緯でわたしのところに「藁をも掴む思いできました」という人が多いのです。

手術してよくならなくても、悪いところは治したと逆ギレする医師

ある腰痛患者から聞いた話です。手術すれば腰痛は治ると医師に説明を受けたその患者は、今の痛みから解放されるなら思い切って手術を受けようと決心しました。手術承諾書にサインして印鑑をおして手術に望みました。

思ったほど早く1週間で退院しました。退院してしばらく安静にしていたためか痛みも出なかったのですが、ある日、下に落ちたものを拾おうとした瞬間にあのいまわしい痛みが再発したのです。

あわてて病院に駆けつけ医師にMRIを撮ってもらうと、〝手術はうまくいっています、悪いところは完全に取り除いてあります〟と言われました。

しかしこの痛みは手術前と同じです、と言うと、悪いところは取ったのだから、まだ痛

いというのは、あなたの頭がおかしいのだと言われたそうです。

患者もそこまで言われると、怒って〝それでは話が違う。訴えてやる〟と息まいたのですが、驚いたことに手術承諾書に、「手術では予期できない不可抗力により手術前に説明した結果が得られないことがあります。その場合、訴訟を起こさないことを誓約します」の一項があり、それに機械的に署名捺印したことを思い出しました。結局泣き寝入りしたそうです。

MRIだけを見て患者を診ない医師

私のところで腰痛が治った患者は前の医師の批判を始めることが多いのですが、私は聞き流しています。前の医師の批判を後の医師がするのは医道倫理に反するからです。

しかし医師批判には共通点があります。

「腰痛治療では有名といわれる先生ですが、MRIをじっと見て膝と足をハンマーでたたいて診察は終わり。あとはどこそこにヘルニアがあって、治る確率がどうのこうのと説明されて、薬をもらって1ヶ月したら来なさいと言われたのです。片田先生のように痛い部位を触って、そこを治療しようとすることは全くありませんでした。どこの整形外科医も同じで、教授といってもＭＲＩを見るだけ、私に触れようともしません。わたしの痛い部位を丁寧に触ったのは先生が初めてです」と、ほとんど同じことを言います。

ＡＫＡ－博田法は患部を触って治します。どこの科の医師も患部を見て、触れて、診察します。それが診察の基本です。**整形外科だけがそれをしないという異常な診察法がまかり通っているのです。**

ＭＲＩをみることが最新の科学的医療だと整形外科の医師たちは信じています。こうしたＭＲＩ信仰が続く限り、腰痛患者が整体、接骨、針灸に流れるのも仕方がないと思います。

あなたはうつ病です、精神科に行きなさいという医師

整形外科医は精神科とは最も遠い位置にいる医師たちです。整形外科はほかの科から骨大工といわれるほど手術が好きな医師の集まりです。ですから整形外科で治療効果の出ない患者には、深くその原因を考えようとはしません。

最近は精神医学的問題をかかえた腰痛の緩和に精神医学によるケアが有効な例がでてき

ため、少しうつ傾向があると、すぐに腰痛患者を精神科に紹介する傾向があります。

これは普通の整形外科医には、うつによる身体的表現としての腰痛（仮面うつ病）と、慢性的で治療の見通しのない腰痛によるうつ症状の見分けができないためです。この見分けができなくて、なんでも精神科、心療内科にまわされるので、新たな薬物依存になるというリスクを患者はかかえることになります。

その両者の見分け方は簡単です。ＡＫＡ－博田法を行い腰痛が消える場合はうつ病ではありません。うつ症状も消えるからです。

仙腸関節が正常の動きを回復しても腰痛が全く変わらないという場合は、うつ病の可能性があります。ただしうつ病が原因だった腰痛は年間３０００例の私の腰痛患者のうち0.1％もいませんでした。

従ってＡＫＡ－博田法ができない医師による精神医学的判断は危険でもあるのです。

腰痛の原因はストレスですという医師

腰痛の原因の85％は原因不明であるという論文が出たのは１９９１年で、それを非特異的腰痛と名付けるとしたのは１９９７年の論文です。さて、腰痛が原因不明ということでは学問的に困るので、犯人さがしとして、その後は精神的、心理的、社会的ストレスを重視する考えかたが浮上してきました。

ストレスとはなんと漠然とした言い方でしょうか。私はこういう、いかにも現代にありがちな風潮をとらえて、ばくぜんと網をかぶせる考え方はきらいです。

しかし仙腸関節が精神的、肉体的ストレスによる〝疲労〟がきっかけで動きを失うということはあるのですが、それはのちほどのべます。

腰痛を起こすのはあくまで仙腸関節です。ストレスそのものはきっかけであっても原因ではありません。後の章で考察しましょう。

薬づけ医療をする医師

最近は整形外科医が腰痛の痛み止めの薬以外にさまざまな薬を処方するようになりました。私にＡＫＡ－博田法の治療を求めてくる患者は年間約３０００名いますが、それまで前医からさまざまな薬をもらっているので、私は患者自身からの話を聞いて薬の評価を得やすい立場にあります。飲んでも治らないので私のところに来るのですから。

薬の名称には商品名と原材料名がありますが、商品名でのべます。いま一番よく投薬されている薬にリリカがあります。この薬の効能は神経障害性疼痛です。神経障害性疼痛とは、水疱瘡のウィルスが子供の時体内に住み着いてしまい、普段は冬眠していますが、体調が悪いと、ときどき暴れて帯状疱疹の神経痛を起こす痛みが代表です。

前にも書きましたが、**古くから座骨神経痛だといわれている腰痛に伴う脚部下肢の痛みは神経痛ではなく仙腸関節痛の関連痛です。**ですから当然、腰痛や下肢の痛みに効果があるはずもありません。

この座骨神経痛には効果なしという論文は、2017年、マチーソンという医師が公表し、効果のないことが明確にされました。

リリカの副作用である眠気、めまいのため高齢者が転倒して、骨折をした患者が多いことも聞いています。処方した医師は薬のせいである（実は処方した医師のせいである）とは言いません。

次に多いのはトラムセット、トラマールです。この薬は難治性疼痛《とうつう》に効くという名目で承認されています。アメリカでは非常に多く処方されています。それだけよく効くからです。しかし効くということは治るということではありません。

実はこの薬はオピオイドと分類されています。オピオイドとは麻薬のようなもの、という意味です。麻薬の副作用を除去した麻薬と思っていいのです。薬の出自がそうですから、薬物中毒、依存がないはずがありません。

いままで依存性、中毒はありませんと製薬メーカーが発売時に宣伝していた睡眠薬、安定剤、抗うつ剤にみな依存性があることがわかったのは、海外ではかなり前ですが、日本では投与方法は医師にまかされているので、その薬から一生抜け出せなくなる人々をたくさん作ってきました。トラムセット、トラマールも長年飲み続けて依存症になる患者がアメリカでは問題になっています。

トラムセット、トラマールはたしかによく効きますが、この薬を最大限服用していた患者で、それ以外の薬では痛みに耐えられなかった人でも、ＡＫＡ－博田法を行うと、薬を徐々に減らし、ついにやめることができるのです。このことはこれらの薬は痛みを覆い隠しているだけで決して元の病気を治療しているわけではないことがわかります。

抗うつ剤のサインバルタも慢性腰痛に効くという理由で承認されています。たとえばＡＫＡ－博田法を行って仙腸関節が完全によくなったにもかかわらず、頑固な痛みを訴える人に効くことがあります。それは仮面うつ病による腰痛患者だからです。すぐに効いてくるのでごく短期間の処方ですみます。

しかしＡＫＡ－博田法ができない医師にかかると、原因である仙腸関節を治せないので、サインバルタも長期にわたって処方されることになります。この薬も腰痛を覆い隠すだけですので、この薬をやめられなくなり、患者にはやはり依存性ができてしまいます。

こうした抗精神病薬を処方した整形外科医には、こうした依存に対処できる能力と覚悟があるでしょうか。

手術の賞味期限は６ヶ月？

前に真性ヘルニアはあまりないとのべました。手術をしたけどよくならなかった、という人に話を聞くと、手術をしたけど全く改善しなかった、あるいは一部は治ったが一部残ったという場合と、しばらくしたらまたもとの痛みに戻ったという人があります。

全く改善しなかったり、腰痛が残った理由は腰痛の原因部位が手術をした場所ではなかったからです。じつは仙腸関節からの痛みと取り違えたからです。手術のミスではないので、医療過誤ではありません。手術医の診断能力が未熟だったのです。

６ヶ月ほどしたらまた腰痛が再発したという場合も同じです。手術後の安静、無理しない生活が仙腸関節からの痛みを抑えていました。そろそろ普通に戻ろうとしたときに、痛みが再発しました。仙腸関節からの痛みが再発したのです。

こうした手術で治らなかった人たちにＡＫＡ－博田法を行って治るのでしょうか。たいていこうした腰痛はＡＫＡ－博田法の分類ではＣタイプです。ですからＣタイプを治療するだけの期間と根気が必要です。ただし脊椎にボルトを入れられてしまった場合は、さらに治りが悪くなります。

現在、脊椎外科で流行しているのは、脊椎に金属のボルトを入れる手術です。脊椎が不安定な動きをしているのが原因だから、固定してしまえば痛みが取れるだろうという発想です。コルセットをするかわりに骨をかためてしまおうという、整形外科医にはわかりやすい考えですが、背骨の一部を固めてしまうと、ほかの場所に負担がかかります。

手の骨折をしてギプスを巻かれると、肩が痛くなったり首に痛みがくることがあります。同じように背骨をボルトで固定すると、仙腸関節に余計な負担がかかり仙腸関節からの腰痛を起こしやすいのです。ＡＫＡ－博田法で治療できますが、仙腸関節の負担は減ら

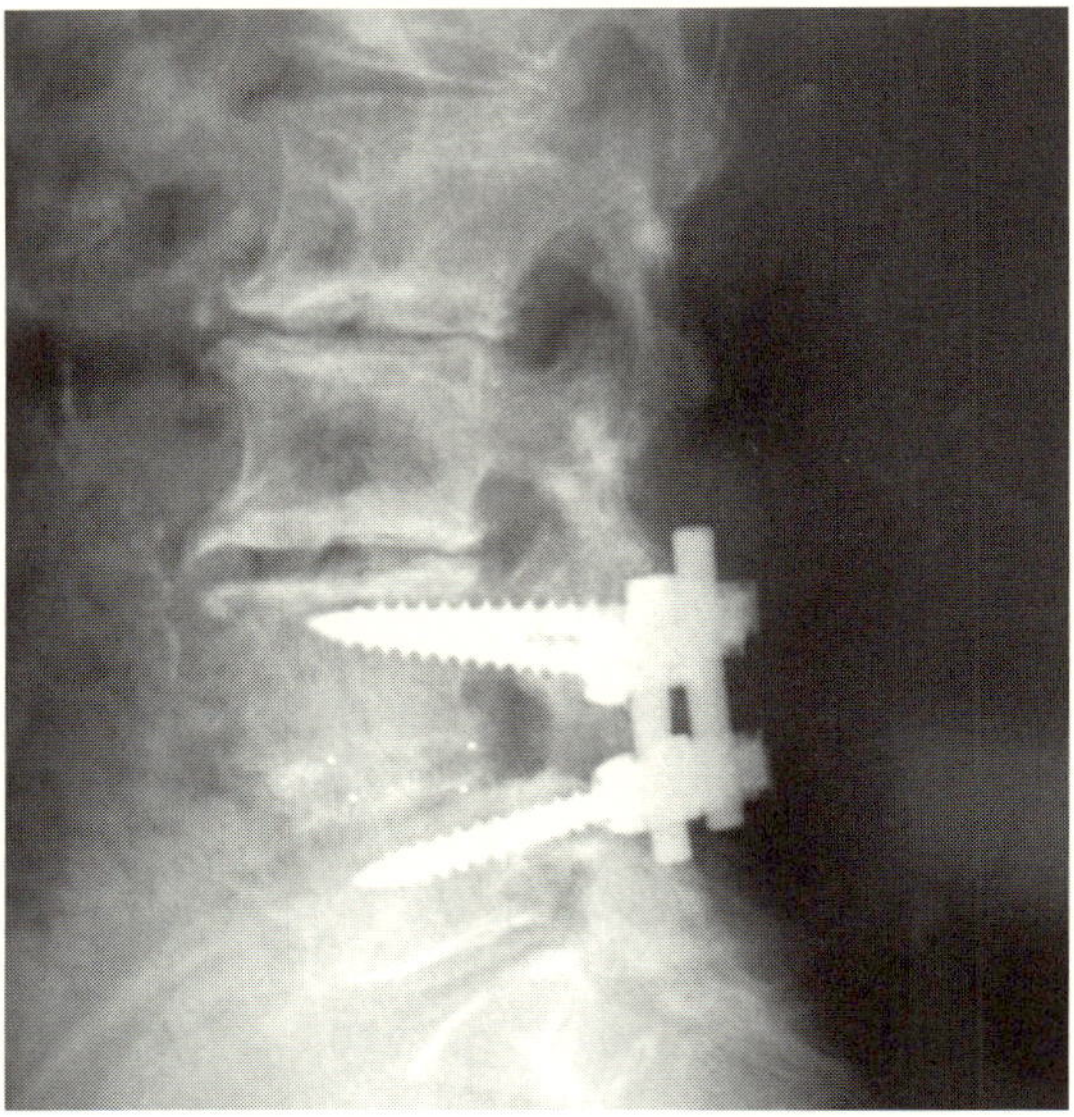

代表的手術で、ネジが４本入って互いに結ばれている。手術で歩行障害や下肢の痛みが改善しても、あらたな仙腸関節痛（腰痛）を起こしやすい。

せないので再発を繰り返します。学会でもこのことが問題になっています。**ですから、なんでも固定して治そうとする医師の考えは危険です。**

5　ついにAKA－博田法の臨床研究が英文論文で公開

エビデンスのなかった日本の腰痛治療

ある病気に、ある治療法が効果があることを示す科学的証拠のことを、医学用語でエビデンスといいます。

どんな治療でもある病気を100%治すことはできません。しかしこの治療のほうがほかの治療よりよさそうだ、ということをしめす客観的指標が、グローバル化の進む現在、強く求められています。日本では20世紀までの整形外科には全くそのような考えはなく、ひとつの医局では教授の意見だけが「エビデンス」でした。学会でも有力大学の教授の意見が「エビデンス」でした。まるで中世キリスト教支配の暗黒時代のヨーロッパみたいでした。腰痛についても同じです。

私はこうした偽「エビデンス」の跋扈する日本の学会に一石を投じようと、2000年と2004年に『整形外科プライマリケア』という本を書き、腰痛治療も本当の「エビデンス」が必要であると強調しました。その考えに、ある大学の教授と息が合ってさまざまな講演活動をしました。ところがその教授もほかの教授たちから総スカンをくっていました。〝俺がエビデンスだ〟と言う教授たちと、〝世界標準のエビデンスを日本でも用いるべきだ〟と言うこの教授と熾烈な争いがあったのです。

厚生労働省からはその数年後、これからは本当のエビデンスに基づいた医療を中心に医療行政を行うという宣言があり、争いに終止符が打たれました。

EBMとはなにか

エビデンスは治療法が有効であることを示す証拠のことです。エビデンスを研究することを臨床研究といいます。エビデンスに基づいた医療をEBM(evidence based medicine)といいます。欧米では20世紀末から猛烈な勢いでエビデンス探しが行われ、ありとあらゆる治療法に調査が行われました。エビデンスを集めた本は電話帳のように厚くなり、納めきれなくなってＣＤ－ＲＯＭでも発売されています。

腰痛に関してのエビデンスも20世紀末にはほとんど出尽くした感じがありました。それを集大成したのがナッケムソンで、大部の本として公開されていますし、ネットの発達で一般人でもエビデンスを知ることができます。ただし英語です。

日本の整形外科へのエビデンスの輸入は世界でもっとも遅れており、ようやく学会が腰痛のエビデンスを日本語版で出版したのが２０１２年でした。医学の世界で10年遅れるということは、すでに大成した医師たちの意識を変えるのになお10年かかりますから、膨大な時間の浪費なのです。それほど学会はエビデンス無視の姿勢が強かったのです。

エビデンスを出すにはものすごいエネルギーが必要

海外では、教授の方針がエビデンスであるという姿勢は、全くありません。医師がこの治療法は疑問だと思えば、研究グループをつくって患者に協力を要請します。そして研究に協力する患者の承諾をとり、公的機関に研究の承諾を得ます。そして患者にくじを引いてもらってA・Bふたつのグループに分けます。誰がどのような治療を受けるかについて、患者にはわからないようにします。そしてAグループは調査対象の治療、Bグループはそうでない治療を受けさせて、一定期間後にどちらの治療がよりよかったかを比較するのです。その結果をエビデンスのランクをきめる機関が検討します。圧倒的にAがよければその治療の有効性が確立されますが、そうでないときは有益である可能性が高い、有益性不明、有益性乏しいなどのランクづけがされます。このような研究を臨床研究といいます。

では、なぜ日本では臨床研究がなされなかったのでしょうか。これは「俺がエビデンスである」という教授の意向です。臨床研究をした結果、教授の研究がくつがえされるようなことがあれば、教授の権威は失墜します。それだけではありません。教授の意向に沿って医局員がまとめてきたたくさんの忖度に満ちた学術論文も間違いであったとわかってしまうからです。それほど日本では教授の力が強かったのです。

腰痛の治療、とくに手術を勧める医師には、〝その治療のエビデンスはありますか?〟と質問することをお勧めします。その医師が怒ったり、とまどったり、明確に答えられなかった場合は手術の受諾を避け、待機作戦をとりましょう。20世紀の負の遺産の残っている医師に体を預けるのは危険です。

ＡＫＡ－博田法の急性腰痛に対するエビデンス

２００２年にわたしどもは、急性腰痛の治療にＡＫＡ－博田法が優れていることをエビデンスで示そうと臨床研究をしました。２００２年といえば、整形外科ではエビデンスなどという言葉も知られてなく、私どもも暗中模索の状態でしたが、日本ＡＫＡ医学会の指導医である住田憲是先生と共同でエビデンスの海外文献を頼りに研究を進めました。

発症１ヶ月以内の急性腰痛の患者１１８人をコインの裏表で２つのグループに分けました。ひとつのグループはＡＫＡ－博田法１回だけを行い、もうひとつのグループは今までの治療（薬やリハビリテーションなど毎日）を行い、どのような治り方をするか、いつ痛みがなくなったかを調べたのです。

グラフ化した結果を見ると一目瞭然でした。**ＡＫＡ－博田法では２週間までに急速に痛みがなくなり、１ヶ月後までに90％近くに痛みがなくなっていました。**

一方、今までの治療をしたグループは１ヶ月たったときに40％が治り60％は痛みが残存していたのです。

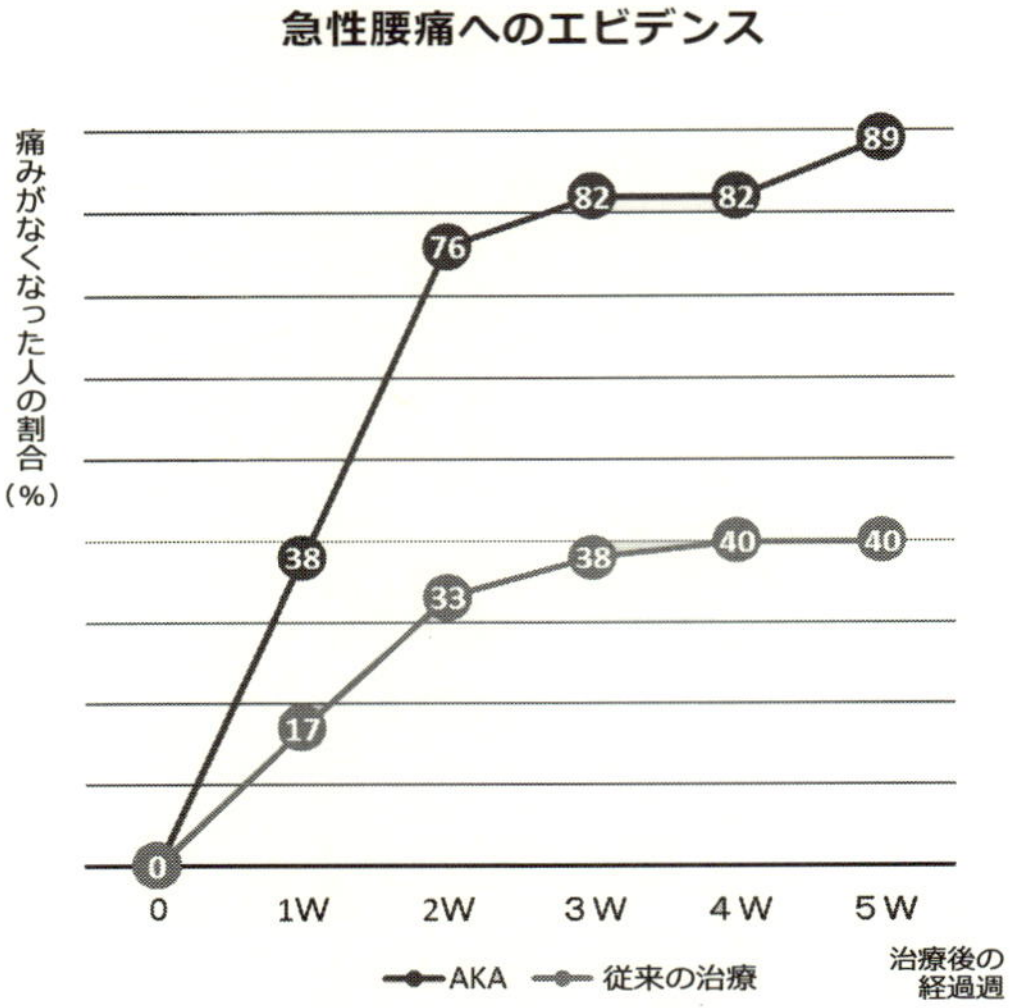

急性腰痛に対して AKA- 博田法を行って、痛みがなくなったのはいつか？（かただ整形外科調べ　2002 年）

この結果を博田節夫先生が国際徒手医学会（FIMM）で発表すると、すぐに注目されてドイツの医学雑誌に投稿を要請されました。そして2005年にドイツ語で論文が掲載されたのです。

この論文はAKA－博田法が世界に認知された始まりであることと、**急性腰痛が背骨から起きるのではなく仙腸関節から起きるのである**、ということを証明した記念すべき論文になります。

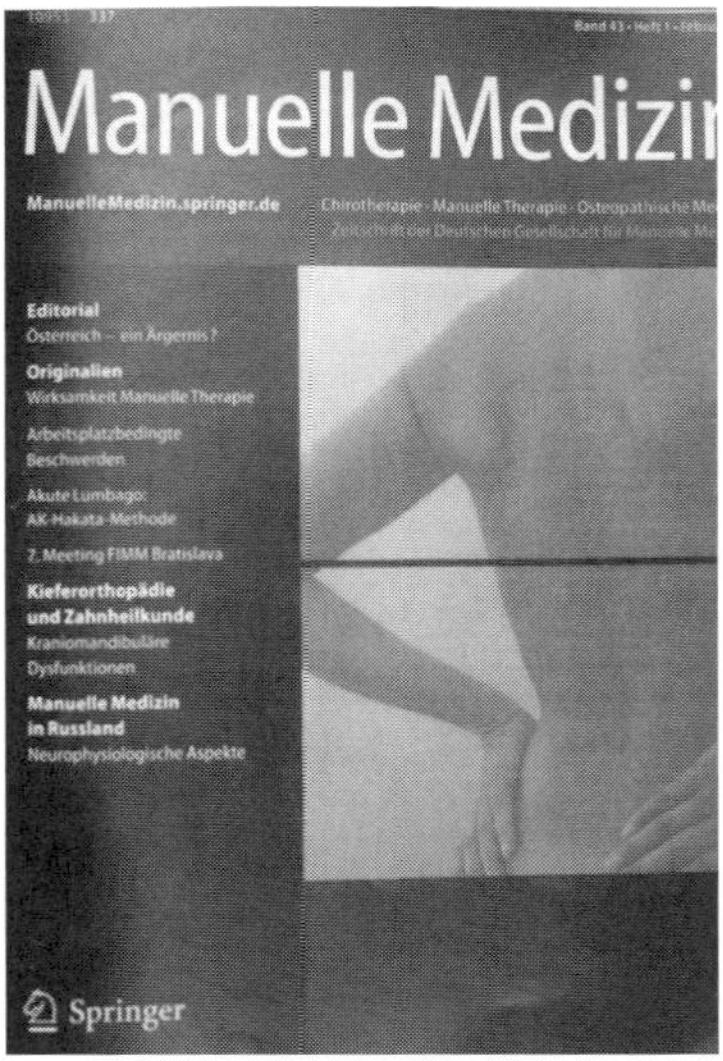

急性腰痛に対するAKA-博田法について掲載された医学雑誌

ＡＫＡ－博田法の慢性腰痛のエビデンス

前にのべたように、腰痛には急性のものとなかなか治らない慢性のものがあります。慢性腰痛に対するＡＫＡ－博田法の有益性をエビデンスで示そうという試みは、日本ＡＫＡ医学会の指導医である元埼玉県総合リハビリテーションセンター・リハビリテーション部部長の木檜晃先生が２００６年から取り組みました。

痛みが起きて６ヶ月以上たった慢性腰痛に対してＡＫＡ－博田法を行ったグループとそうでないグルー

プに分けてそれぞれの経過を調べたのです。

結果はＡＫＡ－博田法のグループはそうでないグループに比べて、治療後３ヶ月後からどんどん腰痛が改善していくことがわかりました。一方のグループの腰痛は、まったく改善がありませんでした。

慢性腰痛はＡタイプとＣタイプが混在していて、１－２回のＡＫＡ－博田法で治るＡタイプと、半年以上の治療を要するＣタイプがあることもわかりました。いずれも仙腸関節から起こることもわかりました。そして治療しないと自然改善は起こらないこともわかりました。

この論文は２０１５年に英文で、ＰＬＯＳ ＯＮＥという非常にレベルの高い学術誌に電子版で掲載されました。

しかし掲載までは苦労しました。論文は採否を決定する査読者が数人いて、その人たちの厳しい査定をくぐらないと掲載にいたりません。

ＡＫＡ－博田法という海外でまだあまり知られていなかった新しい治療法について、査読者からの山のような攻撃的な質問に細かく回答してやっと掲載にこぎ着けることができたということを、木檜先生からお聞きしました。しかも査読者たちは慢性腰痛が治るはず

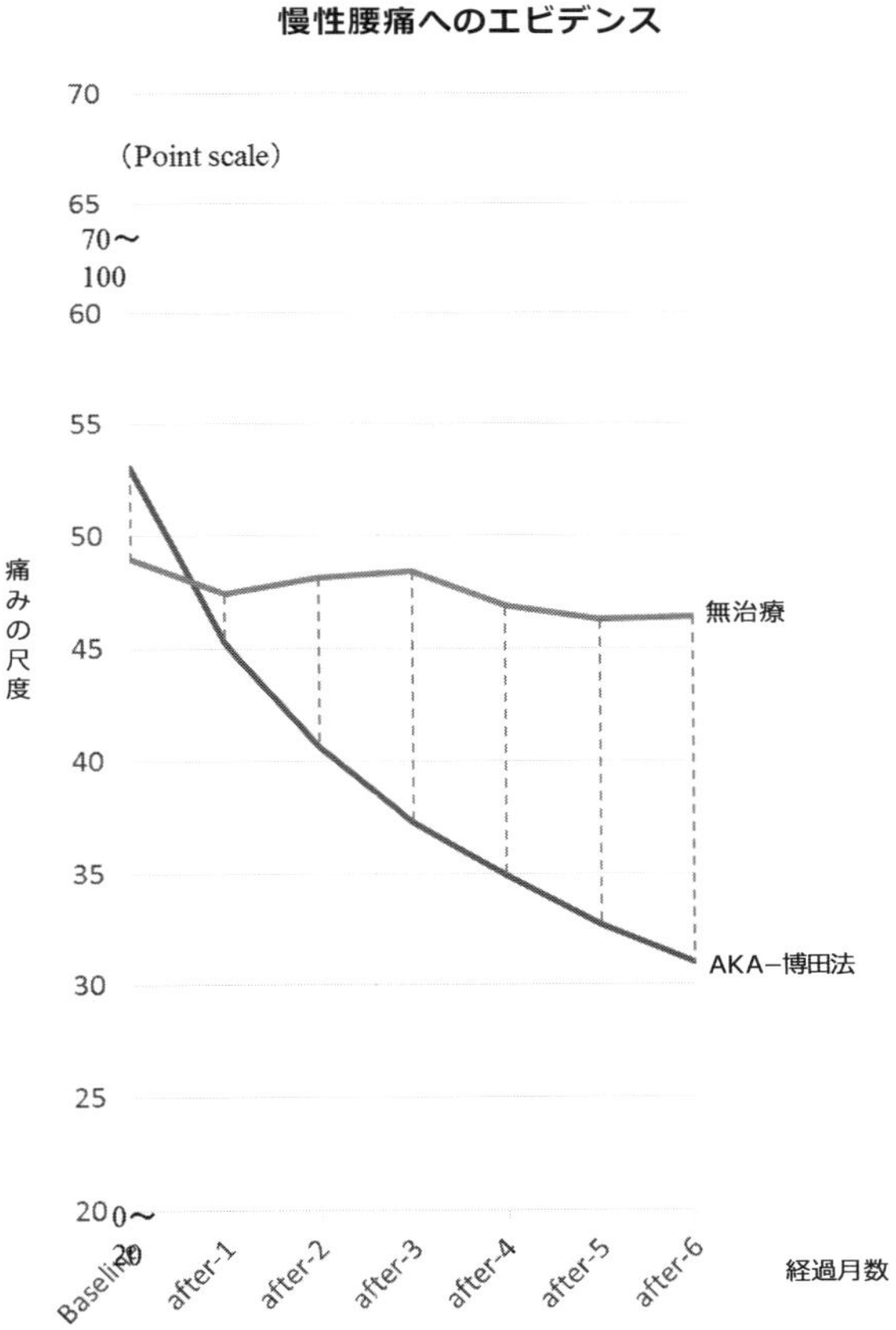

慢性腰痛に対する AKA- 博田法の効果　時間とともに治癒に近づいていくことがわかる。AKA- 博田法を行わなかった群はほとんど痛みが変わらない。

がないという先入観があるので、データがおかしいのではないかと探られ、データが正しいとなると、ＡＫＡ－博田法は今の医療制度になじまないからこの論文は無駄だ、とまでいちゃもんをつけてきたのです。しかし木檜先生の真実を探求する姿勢がついに彼らを動かして、論文掲載を可能にしたのです。

たいていの医学論文は有力大学の教授のような共著者がいて無言の力が働くのですが、徒手空拳での論文でしたので、掲載にこぎつけるまでの苦労は並大抵のものではなかったのです。

6　関節が腰痛を起こすというパラダイムシフト

腰痛は椎間板でも神経でも筋肉でも起きません

１９８０年頃から腰のＭＲＩが撮影されるようになり、腰の椎間板や脊髄、神経の様子がＭＲＩでくっきりと写しだされるようになって、私も驚いたものです。病変が画像でわかれば腰痛の治療の進歩に大いに期待ができると、整形外科医は先を争ってＭＲＩを導入しました。そしてすぐに大量の研究論文が発表されました。

ところが１９９５年には、腰痛の椎間板原因説は、ＭＲＩの詳細な研究によりあっさりと否定されたのです。このことは前に述べました。

2003年には〝腰痛の原因はわからないということがわかった〟という有名な論文が発表されました。その後、学会では原因をめぐって混沌とした状態が続いています。

では筋肉が腰痛の原因でしょうか。腰痛患者の筋肉を触診すると痛いほうの筋肉につっぱりがみられます。そこを強く押すと痛みがでることもあります。

このことが、筋肉原因説の根拠です。筋肉のつっぱりをなくすようにストレッチ、運動、予防的な筋トレをすれば腰痛に効果があるのではないか、というわけです。

前にストレッチ、筋トレ、体操などでは腰痛は消えません、とのべました。

筋肉のつっぱりは実は仙腸関節の異常から起きます。なぜならば、AKA−博田法を仙腸関節に行うと突っ張りが消えるからです。腰痛はストレッチなどでも筋肉の張りがとれるという人もいます。しかしそれはほんの数時間ですぐに元に戻ってしまいます。

仙腸関節という原因を治していないからです。ですからストレッチなどは毎日やらなくてはなりません。マッケンジー体操に至っては一日数回行うことを患者に義務づけています。**このように筋肉を標的にする治療は終わりのない治療なのです。**

動きの悪い関節は痛みを起こす

腰痛が関節から起きるなどというと、かつては〝なんと非常識な医者だ〟と馬鹿にされたものです。しかし今や椎間板説が消滅しかかっているので、私に〝関節原因説の根拠はあるのか〟と尋ねる整形外科医も出てきました。

関節原因説に興味のある若い医師、関節痛の専門医、手や足の専門医にはだんだん増えてきましたが、いわゆる脊椎外科を専門とする医師にはまだ20世紀の負の遺産を払拭できない医師がたくさんいます。

腰痛の人は体の動きが悪くなります。このことをすべて背骨が悪いからだと説明するより、関節の動きが悪いと説明するほうがはるかに合理的なのです。

たとえば膝が悪いという人の最初の症状は正座ができない、あるいは前のように長く正座ができないという症状です。つまり関節のうごきが悪くなってから痛みが出るのです。

腰痛も同じです。以前は前屈（両膝を伸ばしたまま体を前に倒して手がどこまで届くかを見る）すると手のひらがぴったり床についた人が、腰痛を起こすと膝付近までしか手が届きません。腰痛がだんだん回復しても以前のようには前屈できません。

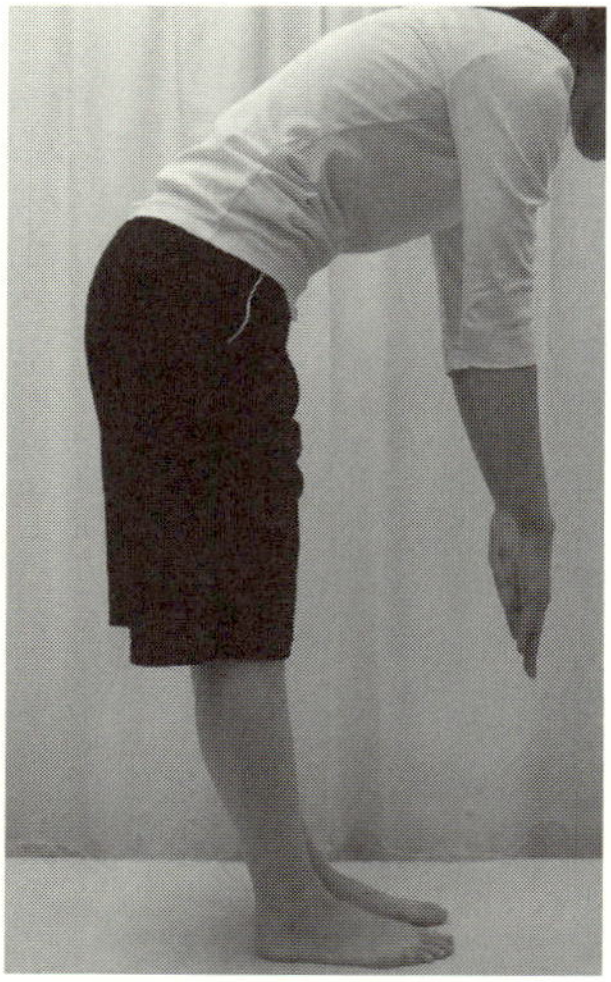

前屈テストは背骨の動きだけでなく、股関節の動きと仙腸関節の動きをみている。

しかしＡＫＡ－博田法を行うと以前と同じ前屈が回復するのです。**これは背骨がやわらかくなったのではなく、仙腸関節の動きがよくなったのです。**

関節の痛みは炎症でも起こる

関節が腫れると痛みを起こします。関節が腫れて痛い状態を関節炎といいます。マラソンの後、膝が腫れて関節炎を起こすことがあります。

仙腸関節も関節ですから、炎症を起こして腫れることがあります。第

2章で関節の痛みを3つに分けました。Bタイプが仙腸関節の炎症による痛みです。Cタイプの仙腸関節炎もあります。仙腸関節炎の痛みは激痛です。脚部にしびれや痛みが起きることが多いのです。炎症の原因は疲労です。

70歳の男性が夜桜を友達数人と楽しんでいました。冷えた地面の上にビニールシートを敷き、お酒やビールで相当酔って夜遅くまであぐらをかいて座って歌って騒いだそうです。さて帰ろうと立ち上がった時に、腰にズキンとした痛みが走りました。そのまま動けなくなり、仲間に担がれながら帰宅し翌日私のところに来ました。ほとんど動けず、診察もできないほどでした。レントゲンでは異常なく仙腸関節炎と診断しました。

その後、ＡＫＡ－博田法を行いましたが、痛みは少しずつしか回復しません。本人には仙腸関節に炎症が起きたので3ヶ月すれば治ります、と言って痛み止めを与えました。月1回ＡＫＡ－博田法を行って3ヶ月目に、本人がもう薬はいらない、痛みがとれた、というのでやっと炎症がとれましたね、と告げました。

不自然な姿勢を寒い場所で続けて、アルコールでごまかしていたのが炎症の原因です。**どこの関節でも、2時間以上不自然な形に置かれると炎症を起こします。**

仙腸関節炎は強い痛みが続きますが、ＡＫＡ－博田法で診断して、2－3ヶ月で治ることを予言しておくと本人は安心します。ＡＫＡ－博田法を知らない医師は、ＭＲＩを撮ってあいまいな診断をして、患者を不安に陥れます。患者は、診断のつかない痛みに一番恐怖を抱くのです。

仙腸関節炎は産後の女性に起こることも珍しくありません。困ったことに整形外科医のほとんどが仙腸関節炎を知りません。私も研修医時代に産科の先生から教わりました。産後の強い腰痛に産科の先生は仙腸関節を触診して仙腸関節炎と診断していました。

26歳の産後女性と76歳の合唱指揮者のケース

26歳の女性が産後の強い腰痛でほとんど寝たきり状態になり、近くの整形外科で原因不明の腰痛であると言われました。授乳以外は寝たきり状態が1ヶ月続き、私のところでは車椅子で受診しました。ＡＫＡ－博田法を行い仙腸関節炎であることを告げて、これからだんだん痛みはよくなりますと言うと、表情が明るくなりました。

とても気丈な人で、授乳のため一切の薬は飲まずにがんばるということでした。1ヶ月に1回ＡＫＡ－博田法を行い、その後6ヶ月でようやく歩行が可能になりました。お産の前からの腰痛（Aタイプ）に加え、お産のとき骨盤に無理がかかり強い炎症が起きたことによる仙腸関節炎（Bタイプ）でした。その後も仙腸関節の癒着が残り（Cタイプ）、通常の生活は可能になりましたが、不自然な姿勢をとると、軽い腰痛が起きます。時々AKA－博田法を行って治療しています。

76歳の合唱指揮者が突然腰痛で歩行ができなくなり、指揮することができず演奏活動がむずかしくなったといって来院しました。近くの整形外科でMRIを撮って脊柱管狭窄症といわれました。AKA－博田法で診察すると仙腸関節炎でした。

原因は筋力をつけようと、テレビで知ったスクワットを毎日続けたためです。そのあとに腰痛が起きたのです。スクワットは最近のトレンドで腰から脚部の筋力増強と健康増進に役立つとたいへん流行しています。**人はだんだん運動レベルを上げる習性がありますから、どんどん回数を増やすことが多いのですが、それはつねに関節の炎症を起こす危険をはらんでいます。**

この人も仙腸関節炎の診断でAKA－博田法を行って3ヶ月で炎症が軽減し、6ヶ月から指揮活動を再開しました。ときどき無理をすると腰痛が起きますが、AKA－博田法ですぐに治ります（Cタイプ）。

このような仙腸関節炎は、パソコンに長時間の座り姿勢を強制される雑誌編集者などにも、とても多いのです。机に向かって2時間以上データの打ち込みを続けると、仙腸関節は軽い炎症を起こします。疲労性の炎症ですから、姿勢を変えたりトイレに行ったりすることで、仙腸関節炎をまぬがれます。しかし休みを入れないで入力を続けていると、仙腸関節炎の危険性が高まります。65歳以上の仙腸関節には加齢による変形がありますから、仙腸慢性化することが多いのです（Cタイプ）。

関節の痛みは周囲に痛みを波及する

関節の痛みは関節そのものの痛みはもちろんですが、それより下の部分に痛みやしびれを起こします。たとえば子供が股関節炎を起こすことがありますが、たいていは太ももに痛みを訴えます。ときに膝関節が痛いと訴えることもあります。関節の痛みをよく理解していない医師は膝ばかり診察しますが、ベテランの整形外科医はすぐに股関節を診察して股関節炎と診断をつけます。

腕が痛いといって腕をおさえて来院する人がいます。この場合、多くは肩の炎症です。

肩を診察すると肩が原因とわかります。

同じように脚部が痛い、あるいはしびれるといってくる患者の多くは仙腸関節からの痛みです。最近は座骨神経痛といってリリカを処方する若い整形外科医が増えていますが、誤診です。

仙腸関節が悪いと歩行が悪くなる

先にのべましたが、急に歩けなくなったと言って来る人の多くは、仙腸関節炎です（Bタイプ）。では、だんだんに歩けなくなった、あるいは始めの数メートルは歩けるが、その後は腰や脚部が痛くて歩けず、少し休むとまた歩けるようになる、という症状はなんでしょうか。整形外科では間歇跛行《かんけつはこう》と呼び、脊柱管狭窄症の代表的な症状であるとし、MRIを撮られます。すると狭窄部位が見つかり、たいてい手術をしないと治らないとおどされます。しかしほとんどはCタイプの仙腸関節炎です。そもそも狭窄症が急に起きるはずがありません。

69歳の男性がこの症状を起こしました。大好きなゴルフができなくなったと言って、有

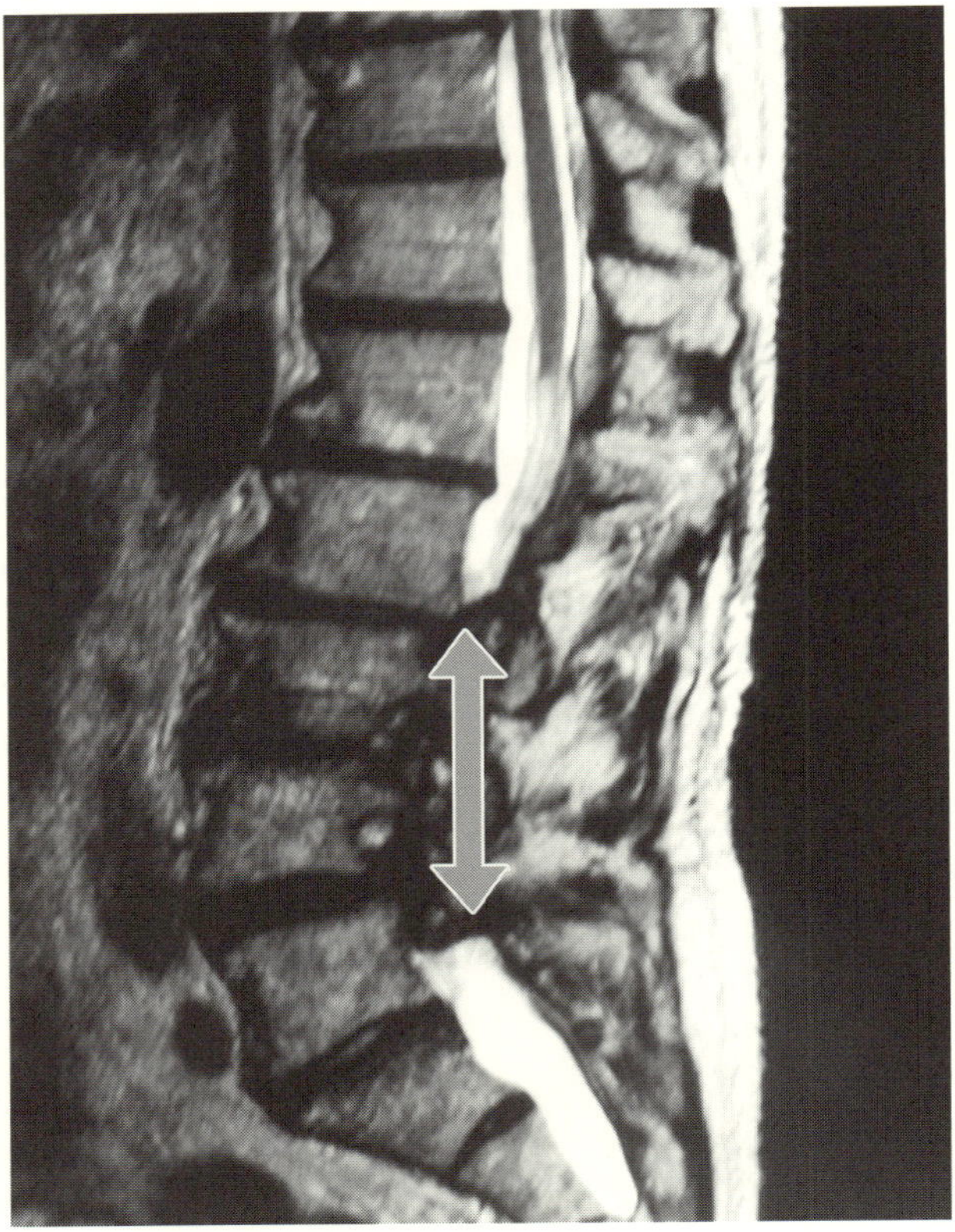

高度の脊柱管狭窄症（矢印の部分）と言われた患者。脊髄が圧迫のため見えなくなっている。起立歩行障害がひどかったが、AKA-博田法で日常生活に支障がなくなった。

名な腰痛専門の整形外科医を訪れました。たった10ｍ歩くと腰から脚部に痛みが起こり、立っていられずその場にかがんでしまいます。その姿勢で数分こらえるとまた歩けますが、しばらくすると同じことが起こります。そこでＭＲＩを撮られました。

驚いたことに、脊髄にウィンナーソーセージのようにくびれた箇所が３－４カ所もあり、高度な脊柱管狭窄症と診断されました。医師も手術しないと治らないと言いましたが、どの部位が一番悪いのかがわからず、どこを手術すべきか当惑したそうです。薬は数種類でましたが、少しもよくならないといって私のところに来ました。

診察すると仙腸関節からの症状でした。ＡＫＡ－博田法を行い、１ヶ月で１００ｍ歩けるようになり、３ヶ月でほぼ歩行は日常生活では困らなくなりました。６ヶ月でゴルフを再開し、なにごともなかったようにゴルフができることを仲間に見せて驚かせました。というのも、脊柱管狭窄症と言われ、手術をしても結局コースを歩けず、ゴルフカートの世話になる仲間がいたからです。

7　仙腸関節に異常を起こすのは脳の疲労

仙腸関節の異常のタイプ

仙腸関節にずれやひっかかりが起きて腰痛になるAタイプ、仙腸関節に炎症を起こして腰痛になるBタイプ、仙腸関節に癒着とそれによる炎症を起こすCタイプと、仙腸関節に異常を起こすタイプに3つあると言いました。例をあげます。

A1さんは、引っ越しの片付けをしていました。荷物運びは引っ越し業者が行いましたが、旧宅の片付けと新居の荷物の整理に没頭し、ようやく終わりに近づいたとき、何気ない動作で腰にギクッと痛みが走りました。

このように、重量物を持ったわけではないのにわずかな動作でギクッとしたギックリ腰を〝小ギックリ腰〟といいます。椅子から立ったとき、朝洗面をしようとしたとき、トイレをすませた後の立ち上がりなど、いつもの動作で簡単に痛みが出るのです。

A2さんは、旅行から帰って自宅でさあ休もうと布団を持ち上げたとき、ギクッとして腰痛を起こしました。このように何かを持ち上げたとき、スポーツで体を急にひねった時、大きなくしゃみをしたときなどに起こるギックリ腰を〝大ギックリ腰〟といいます。

A1、A2さんからの話をよく聞くと、腰痛を起こす前に疲労が蓄積していたことがわかります（以上Aタイプ）。

Bさんはある日、特になにかしたわけではないのに腰に痛みを感じました。それから2時間後には激痛となり、動けなくなったので、救急車を呼んで救急病院に運ばれました。検査の結果は特に異常がみられないので、消炎鎮痛薬をもらって自宅安静したところ、だんだん痛みは減少して1週間で痛みはあるものの動けるようになりました。2ヶ月たつとかなり楽になり、3ヶ月で自然に治りました。

Bさんに腰痛の前の状態を聞くととても多忙で睡眠も十分とれず、ときどきストレス解消のためゴルフの練習を普段よりたくさんしたそうです（Bタイプ）。やはり疲労が蓄積していたようです。

Cさんは急に腰痛が始まりましたが、やはりギックリ動作はありません。寝ていても寝返りで痛みが出て、腰だけでなく首や膝にも痛みがあり、脚部にしびれが出ました。胸が締め付けられるような感じにおそわれ、整形外科と循環器科に行きましたが異常はありませんでした。手足に力が入らない感じがあったり、夜間、首や肩に汗をかいて着替えをしたり、脚部に冷えを感じますが、触ると冷たくはありません。手足がむくんでいるようですが、皮膚を押しても凹みはつきません。脚部から足の裏にしびれがあります。かすみ目やめまいを起こすことがあります。

Cさんは痛みの前は多忙で休みがとれない状態であったといいます。疲労が蓄積していたのです（Cタイプ）。それに自律神経症状が加わっています。

3つのタイプに共通なのは、痛みが出る前に疲労が蓄積していたとみられることです。

関節の仕組み

関節は体を支える作用と動く作用の両方をもっています。例えば股関節はまっすぐ立っているときは支える作用が強く、歩く、走るときは動く作用が強くなります。まっすぐ立っているときは関節に隙間がなくなり、ブレーキがかかった状態です。歩きだすと関節に隙間ができて、関節面がこすれないよう摩擦を少なくするのです。このブレーキとブレーキ解除の操作は、関節が自動的に行う自動運転です。

歩いていて、足が何かに当たってよろけそうになったとき、関節はどう反応するでしょうか。

「痛っ」という感覚を足に感じると、その感覚は筋肉の表面を伝わって、瞬時に関節の動きにブレーキがかかります。すると筋肉も緊張し動作を止めます。この反応は一瞬のうちに起こります。そうして転倒することを防ぎます。

これは、関節にはレセプターといわれるセンサーが備わっていて、外界からの力に関節が脳をとおさず独自に一瞬で反応するからです。この反応は、ワイキという学者が発見した関節独自の反射です。ロボットにはこのようなセンサーが関節についていないので、小石につまずいても倒れてしまいます。

このように、関節に外力がかかると、関節は支える作用を瞬時に起こします。たとえばテニスでボールを打つ動作を考えてみましょう。時速１００キロのスピードのボールを難なく返球するのはどういう関節の作用があるのでしょうか。ラケットを振り切る回転速度が速いほど強いボールが打てます。しかし、ラケットを振り切る速度を早くするには、手首や手指を含めて上肢全体が柔らかく柔軟性をもたなくてはなりません。いわばむちのように振り切るのです。

よく打ち損なった場合に力が入ったといいますが、これはなんでしょうか。力が入ると振り切る速度が遅くなり、コントロールが甘く振り遅れたりするのです。

でも時速100キロのスピードボールがラケットに当たったとき、力が入らなくてはラケットがはじかれて落としてしまいそうです。

ところが、関節が外力に対して瞬時に反応して動きから支えの作用に変わり、そして外力がなくなると動きの作用に戻るのです。

ボールがラケットに当たった瞬間だけ、手の関節は支える作用を強めてラケットがはじかれないような関節の反射を起こします。この反射は手の筋肉に緊張を起こしてラケットをしっかり支えます。ボールを返球した途端にこの反射は消えて、動きの作用に戻るのです。まったく一瞬のうちに起こるこの反応があるので、意識して手に力を入れなくてもボールが打ち返せるのです。

反対に初心者は、早いボールに過剰反応し、手に力が入りすぎてボールがかえって飛ばず、方向が不安定になるのです。大脳をとおしてボールに反応しては遅すぎるのです。

仙腸関節は支えが主だが動きもある

仙腸関節は体の中心にあって、背骨と脚部をつないでいます。背骨の動きにつれて動き、脚の動きにも反応して動きます。

まっすぐ直立姿勢をしているときはこの関節にブレーキがかかり、体をしっかりと支えます。そのほかの姿勢ではブレーキが外れ、背骨や脚の動きを補助します。

このように周辺の動きにつられて動く関節を、半関節といいます。自らは動くことができません。

そして仙腸関節はたくさんのセンサーを関節にもっていて、からだのバランスを保ちます。背骨のつなぎ目の関節には8個のセンサーがありますが、仙腸関節には28個もセンサーがついています。仙腸関節がとても敏感な関節であることがわかります。

仙腸関節は同じ側の関節に不具合があると、その情報が一瞬にして筋肉の表面を伝わり、仙腸関節に情報が届いて周辺の筋肉を緊張させます。足にけがをすると腰の調子が悪くなり、肩をけがしても腰の調子が悪くなります。この反応は、大相撲のような格闘技によくみられます。足の捻挫がなおっても腰に力が入らないというのは、仙腸関節にずれか炎症を残したからです。

電車が急ブレーキをかけたとします。それでも立っている乗客が倒れないのは、足で感じたブレーキ情報が瞬時に仙腸関節に伝わり、仙腸関節から反射的に周辺の筋肉に緊張するように指令をかけるからです。耳や目からブレーキ情報が入って脳からの指令で筋肉に届くよりも、この情報伝達は早いのです。

この指令が遅れたらどうでしょうか。倒れてしまいますね。

この指令を遅らせる要因に疲労があります。つぎに疲労について考えてみましょう。

日本は疲労大国？

日本人の約60％は何らかの疲れを感じているというデータが文部科学省の疲労研究班が発表しています。それが半年以上続いている人が40％近くいるそうです。研究班の座長である梶本修身先生によると、疲労とは体あるいは精神に連続して負荷をかけたときの作業効率の低下現象だそうです。**最近、日本に多い過労死という言葉は、そのまま英語で通じる単語となり、日本は疲労大国であるといえます。**

一方腰痛をもっている、あるいは腰が気になる人の割合は30-40%もあり、偶然かどうか、疲労を感じている人の割合と類似しています。

以下は梶本修身先生の世界的業績である〝疲労学〟からの抜粋です。

疲労とは何か

疲労研究班の研究によると、疲労の症状とは、

1. 思考力が低下する
2. 刺激に対する反応が鈍くなる
3. 注意する力が衰え散漫になる
4. 動作が緩慢になる

5. 行動の量が低下する
6. 目がかすむ
7. 頭痛がする
8. 肩こりが起こる
9. 腰が痛い

このようにのべられています。注目すべきは〝9. 腰が痛い〟の項目です。整形外科では無視されてきましたが、腰痛の原因として疲労があげられているのです。

疲労は生物が生命を守るために体に状態や機能を一定に保とうとすることに対する警報であり、それ以上の活動を制限するためのものです。

筋肉疲労ではありません、脳が疲れるのです

筋肉疲労という言葉があり、筋肉に乳酸がたまると筋肉疲労を起こすという古い説がありました。これは現在では否定されています。普通の運動で筋肉を使っても筋肉の疲労は

実験上起きないことがわかりました。ところが運動でもっとも疲れるのは、筋肉ではなく脳であることが科学的にわかりました。

運動と脳はあまり関係ないように考えられますが、実は運動すると呼吸と心臓を酷使します。これは、体が求める酸素必要度を瞬時に計算し、呼吸回数、心拍数を常時調整しなければならないからです。この調整ができないと、人は運動すると数分で死んでしまうとまで言われています。

この調整機能は、脳の自律神経中枢（脳の真ん中の間脳の視床下部という場所）で行われます。

運動疲労は筋肉に起こるのではなく、自律神経中枢の疲労なのです。

疲労感と疲労は違います

人は疲労を疲労と認識しないことが多いのですが、どうしてでしょうか。

疲労がだんだんたまっていくのにそれを感じないというのは、疲労と疲労感を別のものと考えると理解できると言います。疲労は自律神経中枢で起きます。しかしその情報は脳の前部にある前頭葉で処理されて、疲れたと自覚するのです。

人は前頭葉がほかの動物と異なり、異様に発達しています。自律神経中枢からきた情報を、前頭葉が握りつぶしてしまうことがよくあるのです。太平洋戦争では現地からの敗色濃厚な情報を大本営が握りつぶしてしまい、国民はもとより、政治上層部に正確な情勢が伝えられず、深刻な敗戦に陥ったのと同じような構図が脳にもあるのです。これが過労死をまねく構造です。

前頭葉は意欲や達成感の中枢で、人類が文明を進歩させてきたことにもっとも貢献した脳の一部です。この前頭葉という脳を使って科学者たちが昼夜惜しみなく活動してきたおかげで、現代の文明があるのです。

しかし疲労感は、仕事の達成感、ほめられたいと思うとき、スポーツでよい成績を得たとき、家庭での幸福感などで隠されます。これを学術的にはマスキングといいます。

運動でも同じです。長距離ランナーはあるポイントを超えると、突然高揚感が出てきてつらさが消えます。これは脳内麻薬という物質が分泌されるからです。この感覚が忘れられなくなり、マラソン中毒者になるのです。

この原理は4章で述べたオピオイド剤（トラムセット、トラマール）の作用と同じです。

疲れや痛みを覆い隠して（マスキング）いるのです。

マスキングが起こると、場合によっては過労死、心臓病、脳血管障害など致死的な状況をもたらすのです。

腰痛は、脳疲労（自律神経疲労）のごく初期的な現れなのです。

脳疲労で腰痛が起きるとは？

梶本修身先生は脳疲労（自律神経疲労）の症状の最後に腰痛をあげていました。疲労が起きると腰痛を起こしやすいというのは、私どもの臨床経験からも確かな事実です。

脳の疲労、すなわち自律神経中枢の疲労がどのように腰痛と関係しているかについてのべます。

以前、仙腸関節の痛みのタイプにはA・B・Cタイプがあるとのべました。治療に長期間必要なCタイプには、博田先生による診断基準として自律神経症状があげられています。このどれかがCタイプにあるのです。

1. 上半身の多汗または部分的無汗
2. 下半身の冷感、熱感（自覚だけ、あるいは実際に）
3. 軽度の四肢のむくみ
4. 軽度の関節液貯留（みずが貯まる）
5. 筋肉のやせ
6. 骨萎縮（骨のカルシウムが少なくなる）
7. 爪の変化（変色または変形）
8. 皮膚の変化
9. 吐き気、嘔吐
10. 目のかすみ、めまい
11. 耳鳴り

このような自律神経症状がCタイプの症状の一部をなしているということは、**脳の疲労（自律神経中枢の疲労）が誘因となって仙腸関節の腰痛が起きるという間接的な証明になります。**

Ａタイプ、Ｂタイプの仙腸関節からの腰痛に脳疲労が関与していることは、前にのべたように私の臨床経験からもはっきりしています。

ここで大事なのは脳疲労を疲労感として感じていなかった人が多いということです。腰痛が起きた時、あるいはその数ヶ月間に変わったこと、無理だったこと、ものすごく疲れたということはありましたか、と質問しても、とっさに答えられない人が多いのです。

引っ越しがあった、親しい人の葬儀があった、草取りに夢中になった、などの日付のはっきりしたできごとは、すぐに脳疲労との因果関係として答えられます。しかし楽しいこと、スポーツ、娯楽などで日常より少し活動が多かった、それが続いたなどは、脳疲労とは思いません。これがマスキング効果です。

さらに腰痛によいとされている体操、運動、ストレッチ、水泳、ウォーキングなどが脳疲労を起こすとは少しも思っていません。これらによって起こる脳疲労は、刺激に対する反応を鈍くさせます。

普段なら何でもない動作、例えば椅子から立ったとき、洗顔したとき、風呂に入ろうと、あるいは出ようとしたとき、トイレから立とうとしたときにギクッときます。こんなことで腰痛が起きるのかと自分でもあきれて、年のせいだとか、仕事のストレスのせいだと勝手に理屈をつけますが、詳細にその前の数週間のできごとを聞いてみると、脳疲労の原因が見えてくるのです。

脳疲労のチェックリスト

梶本修身先生による脳疲労が蓄積しやすい行動のチェックリストです。

1. ものごとは、きりのいいところまでやらないと気が済まない
2. ストレス解消のために、体を動かすのが習慣である
3. 責任感があり、遅くまで残業しても苦にならない
4. 日中に眠気があり、大きないびきをかくと言われる
5. 集中力が高く、何かに没頭するとまわりがみえなくなる
6. 疲れたら栄養ドリンクを飲む
7. 屋外で過ごす時間が長い
8. 長時間のドライブでも途中休憩をあまりとらない

9．熱めのお風呂に長湯をするのが好きである
10．休日は遠くのテーマパークやアウトレットに足を延ばす

以上の10項目のうち、一つでも思い当たることがあれば、脳疲労が蓄積しやすい人です。そして仙腸関節に異常を生じて腰痛を起こす可能性があります。

脳疲労から腰痛へ

関節には、体を支える作用と動かす作用があるとのべました。支えるときは関節にブレーキがかかり、動くときはそのブレーキが外れます。仙腸関節も、直立姿勢ではブレーキがかかり体を支えることに重点がおかれます。いざ歩こうとするとブレーキは緩み、股関節などと一緒に動き始めます。最もブレーキが緩むのは中腰の姿勢です。

腰掛けている姿勢ではブレーキは緩んでいるはずです。このブレーキが緩んでいる状態というのは、関節が無防備な状態です。この無防備な状態を2時間以上続けると、関節は軽い炎症を起こします。腰が重く感じるので、無意識に腰を伸ばしたり、体勢を変えて同

じ姿勢をやめようとして関節の炎症を防ぎます。

脳の疲労があってそれがマスキングされていたらどうでしょうか。達成感を得たい、時間まで休まず仕事をして上司によく見られたい、仕事に集中してまわりが見えなくなった……などにより、仙腸関節に軽い炎症を起こして、ずれや関節にひっかかりが起きやすい状態ができます。**それが意識されないまま仙腸関節にひっかかり状態が起こると腰痛になります。**腰痛が今の時代に多くなったのはこうした要因があります。

8　ほんとうの腰痛の予防法

腰痛の原因をめぐるパラダイムシフト

いままでに書いてきたことから腰痛の原因、そのきっかけになるものがわかれば当然、腰痛の予防法についてもはっきりしたことが言えるようになります。20世紀型の整形外科では、腰痛の原因を形（背骨）の異常で考えてきました。つまりレントゲンやＭＲＩで映るものが原因だろうと考えたのです。この考えは21世紀初頭に欧米で否定され、**機能（腰の働き）の異常が腰痛の原因であると改められ、いわば天動説から地動説に変わったのです。**

それに加え、社会的・心理的ストレスが腰に機能障害（腰の働きの不具合）を起こしたのが腰痛である、という考え方ができつつあります。

この腰痛の新しい考え方はわれわれＡＫＡ－博田法を行っている者からはあたらずとも遠からずと思えますが、治療の現場では全く役に立ちません。腰痛で悩んでいる人にこのように説明しても、よほど話術にたくみな医師ならば患者を煙に巻いてしまうでしょうが、実際の患者に理解はできません。論より証拠で、ＡＫＡ－博田法による腰痛の治療ができて、はじめて通じる話だからです。

社会・心理的ストレスではなく脳疲労（自律神経の疲労）

腰痛の新しい考え方ですが、社会的・心理的ストレスとはなにか、というと、この言葉はあまりにも漠然としています。ストレスをなくすには人のいない山奥に一人で住むしかない、しかも衣食住の心配のないところで……という非現実的な話になり、腰痛の予防など絶対できないということになります。

ところが、いままで書いてきた脳の疲労という新しい科学を導入すると、これが可能になってきます。

実はAKA－博田法を記した博田先生の2番目の著書（2007年）には、疲労が仙腸関節炎を起こす、さらに自律神経症状を伴うと特殊な慢性腰痛を起こすと明確に書いてあります。これらが本書でいうBタイプの仙腸関節炎とCタイプの仙腸関節炎です。

博田先生は整形外科医ですが、疲労と自律神経症状と腰痛（仙腸関節の機能、すなわち働きかた）の関係をすでにかなり以前から見抜いておられて、古い整形外科医が背骨の形だけにとらわれていたときに、すでに著書に記しておられました。

こうした疲労とは筋肉から起きるのではなく脳の、それも自律神経中枢から起こるということは前にのべました。**脳疲労（自律神経中枢の疲労）を防げば腰痛（仙腸関節の異常）の予防ができるのではないか、これが最新の脳疲労の科学を取り入れた腰痛予防の考え方です。**

疲れをためないようにする

勉強や仕事で脳が疲労すると、飽きるというサインが最初に出ますが、そのときはほかの作業に切り替えてみます。集中しろと言って励ますのは、脳疲労をさらにひどくします。仕事の後にスポーツクラブでトレーニングをするのは間違いです。ストレス発散のため、疲れがとれるというのはマスキング作用によるもので、疲れが自律神経中枢に蓄積されたことを覆い隠すだけですから危険です。

前日まで仕事をして翌朝すぐにゴルフに行くのも、自律神経の疲労を高めます。ゴルフ場での突然の心臓や脳の病気は、自律神経の疲労がピークになったときに起こります。この項の以上は、梶本修身先生の見方を参照しています。

これらの疲労がマスキングされると、ほんのささいな腰の動きだけで腰痛が起こります。

疲労の原因は活性酸素

活性酸素については、最近では健康に関心のある人は皆その名前を知っていますが、整形外科ではおそらくほとんどの医師が知らないし、興味も持たないと思います。

私が活性酸素を知らされたのは、知り合いのある研究者からです。１９８６年頃、あらゆる病気の引きがねになる活性酸素を研究している友人から、抗酸化酵素を作ったので試してみてくれと言われ、それ以来常用しています。そのおかげでこの30年間ほとんど病気知らずで、たまに病気にかかっても、その抗酸化酵素を大量に飲むとすぐに治ってしまいます。

インフルエンザは半日で、尿管結石は1日で、ノロウィルス感染は半日で治りました。

活性酸素は酸素の数％に混入していて、呼吸で体内に入ります。さらに運動による酸素消費により、体内で増加します。

活性酸素は体内の抗酸化酵素で分解され無力化されます。しかし仕事や運動などの疲れを感じる活動で大量の酸素が消費されると、活性酸素が増大し、抗酸化酵素の分解能力を超えると、体内で細胞を酸化（さびのこと）という形で攻撃します。

活性酸素が間脳の自律神経中枢を攻撃すると疲労を起こすのです。活性酸素は呼吸から吸入されるだけでなく、筋肉の細胞の核酸という物質の新陳代謝が活発になりすぎても発生します。

活性酸素はまた、紫外線を浴びすぎても発生します。日焼けを防ぎ、サングラスをかけて防ぐことができます。

活性酸素が脳の神経細胞を傷つけると血液に疲労因子ＦＦが増えます。これが前頭葉に伝わって疲労感を表すのです。この疲労因子FFは、2008年に日本で発見されました。この疲労因子が多くなると、疲労回復因子FRが出現します。そして疲労を回復させます。この発見も我が国の業績です。

この疲労回復因子FRは、急激な疲労因子FFの増加に追いつけず、疲労を残すことになります。これが疲労の蓄積です。疲労回復因子FRで疲労を回復するには良質な睡眠が必要です。

仙腸関節に異常を起こす動作

活性酸素や疲労因子FFが脳疲労を起こしても、それだけでは腰痛は起きません。仙腸関節に異常が起きるのは、Aタイプの仙腸関節の捻挫や引っかかり動作による場合、Bタイプの仙腸関節に炎症（腫れ）が起きた場合、Cタイプの仙腸関節の炎症と自律神経症状の合併した場合です。Cタイプは仙腸関節の加齢による変形癒着もありますが、炎症と脳疲労が重なったものとみていいでしょう。

このすべての仙腸関節の腰痛に脳疲労が関連しています。Aタイプのものを持ったときに大ギックリ腰が起きる場合、それまで同じ動作ではギックリ腰が起きなかったのに、またまやってしまったという場合、脳疲労がかなり進んでいて平常の動作が自律神経でコントロールできなかったのでしょう。３－４日ほど仕事を休んで、脳疲労を回復すべきです。ＡＫＡ－博田法で痛みはすぐにとれますが、脳疲労が残っていると同じ動作で再発します。

なにげない動作でぎっくり腰になる小ギックリ腰は同じ理由で脳疲労が起こっています。しかもマスキングされていますので、ＡＫＡ－博田法を行って痛みがとれると、すぐに仕事や運動をしてしまいます。従って再発の危険は大ギックリ腰より大きいのです。

Ｂ・Ｃタイプの仙腸関節炎は、脳（自律神経中枢）の過労が原因です。Ｃタイプでは自律神経失調症を伴うことが多いのが特徴です。仕事や運動の過労だけでなく睡眠不足あるいはいびきによる睡眠障害を伴っていることが多いのです。

自律神経という神経は、心臓や肺、胃腸など、人の意思によらず生命維持に必要な臓器を自動調整します。例えば長く歩く、走る、階段を上るなどの時に、脈拍を増やし呼吸数を上げます。長い間病気で寝ていた人が日常生活に戻ろうとする時、このような調整がうまくいかず、めまいや息切れを起こしますが、これは自律神経が回復していないからです。

同じようなことが過労による脳疲労（自律神経中枢の疲労）でも起こります。脳疲労を起こすと刺激に対する反応が鈍くなります。仙腸関節は身体を支えかつ動きを助ける関節で、支える時、例えば片足をついた時には仙腸関節ではブレーキがかかり支える作用が起こり、足を上げた時には関節は緩み動く作用に変わります。これらは一瞬のうちに交代する作用です。

脳疲労が起こると、こうした一瞬に起こる仙腸関節の支えと動きの作用の変換が鈍くなります。すると、ブレーキのいらないときにブレーキがかかったり、必要のない時に関節が緩むので、仙腸関節に異常をきたしやすいのです。異常をきたしたまま同じ動作を続けると、関節に炎症が起きます。

これらのタイプで仙腸関節に異常を起こす動作は、ブレーキのかかっていない中腰姿勢でさらに腰をひねった時に多く起こります。逆に仙腸関節にブレーキのかかっている背中を反らした姿勢では起こりません。正座で背中が伸びているときは仙腸関節にブレーキが掛かっていますが、あぐらではブレーキがかかっていません。ですから仙腸関節がずれたり、ひっかかりやすくなるのです。

本当の腰痛の予防法

これまでのべたことで、本当の腰痛の予防法が見えてきました。運動や筋トレでは腰痛は予防できないことがおわかりだと思います。むしろ運動のやりすぎが腰痛を起こします。したがってテレビで運動や体操、ストレッチを見てそれらをやり過ぎることは、脳疲労（自律神経疲労）を起こして危険です。スポーツもやりすぎては危険です。

これらは脳疲労を起こして自律神経のバランスを崩し、腰痛のきっかけを作ります。運動は活性酸素を大量に発生させるからです。

脳疲労は良質な睡眠で回復します。**睡眠時間を削って仕事や運動につぎこむことは、脳疲労を倍加させますし、活性酸素の増加で生活習慣病を引き起こします。**

腰痛を起こす姿勢は仙腸関節にブレーキのない状態、すなわち中腰です。この状態が長く続くと、単純な動作で腰痛を起こします。椅子に腰掛けているときはなるべく背中を伸ばすのが安全ですが、そればかりではつらいので、腰をかがめるのはときどきくらいがよいと思います。

正座は腰痛を起こしませんが、あぐらは腰痛の危険を増やします。洋式トイレに長く座っ

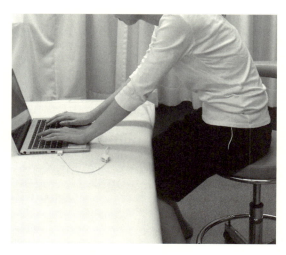

パソコン操作の姿勢は仙腸関節に負担がかかる。背中を伸ばして操作できるようパソコンと椅子・机の位置を調整しましょう。

ていると仙腸関節にブレーキがかからず、立つ瞬間に仙腸関節の異常を起こすことがあります。同じ姿勢を続けることを避けて、姿勢をときどき変えましょう。

重いものを持ちあげるときに腰痛を起こすことはよく知られていますが、脳疲労（自律神経疲労）があると、ごく軽いものを持ったときに腰痛を起こします。ごく軽いものでも、脳疲労のあるときはなるべく背中を伸ばして持つようにしましょう。

9　ＡＫＡ－博田法の実際

仙腸関節の不具合（機能障害）はどのようにしてわかるか

ここまで腰痛は仙腸関節で起こること、その誘因には脳疲労（自律神経疲労）があることをのべてきました。ではＡＫＡ－博田法とは実際にはどういう治療法なのか、どこでＡＫＡ－博田法を受けられるのか、どのように診察が行われるのか、どのような治療が行われるのか、治療後はどうすればよいのか、治療間隔はどのくらい空けるのか、など実際のＡＫＡ－博田法に対するたくさんの質問があると思います。

まず、ご自分あるいは家族の腰痛が仙腸関節から起きているのか、そうでないかという

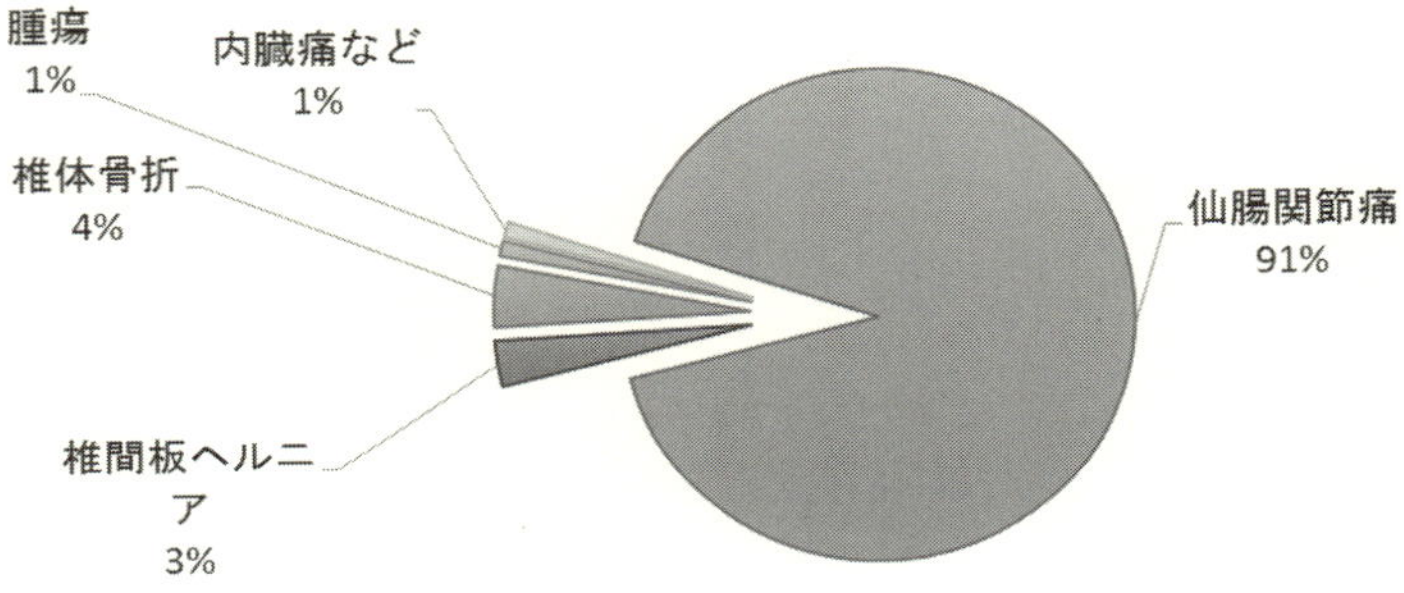

腰痛の原因となる疾患はほとんどが仙腸関節である。古くは非特異的腰痛（原因不明の腰痛）と言われてきたが、仙腸関節からの痛みであることが判明した。

問いに対してですが、**腰痛の90％は仙腸関節から起きています**。例外は骨折、癌、まれには内臓痛（腎臓結石、膵臓など）、仮面うつ病などがありますが、それぞれ1％程度です。骨折や癌はレントゲンに写りますので、最初の診察医で診断できます。内臓痛はたいてい内科に行くと思います。腰というより背中や腹部が痛いことが多いからです。仮面うつ病はたいてい家族の目でわかります。痛みがオーバーだったり、少し異様だからです。

　では、仙腸関節の痛みやしびれはどこにくるのでしょうか。43ページの図に示したように、非常に広範囲になることがあります。お尻の後ろから上下方向、横、前（鼠蹊部）、脚部の裏、横、前というように、脚部はどこにでも痛みが起きます。仙腸関節から離れた場所にくる痛みやしびれを、関連痛ということは前にのべました。神経痛ではありません。

たいていの場合、右か左かどちらかに痛みが強く出ます。この痛みやしびれで、仙腸関節の独特の痛みだと診断するものではありません。ＡＫＡ－博田法を行ってその痛みやしびれが消えるかどうかを確かめるために、痛みの部位をはじめに聞き出すのです。

前屈後屈だけでこれだけのことがわかる

両足をそろえて両膝を伸ばしたまま、体を前に曲げます。どのくらい指先が床に届くかをみます。このとき膝の後ろの筋肉を触ってみて、ここがつっぱるかどうか、背骨の両わきの筋肉を触って、つっぱっているかどうかを見ます。急性腰痛では少し体を曲げただけで痛みが出ますが、慢性腰痛では筋肉の突っ張りを見ます。これらがＡＫＡ－博田法を行った後に消失するかどうかを確かめるのです。

同じように、からだを後ろにそらせてもらいます。筋肉のつっぱりを見ますが、**急性腰痛では痛みが出ますし、慢性腰痛では筋肉のつっぱりによる動きの制限があります。**この

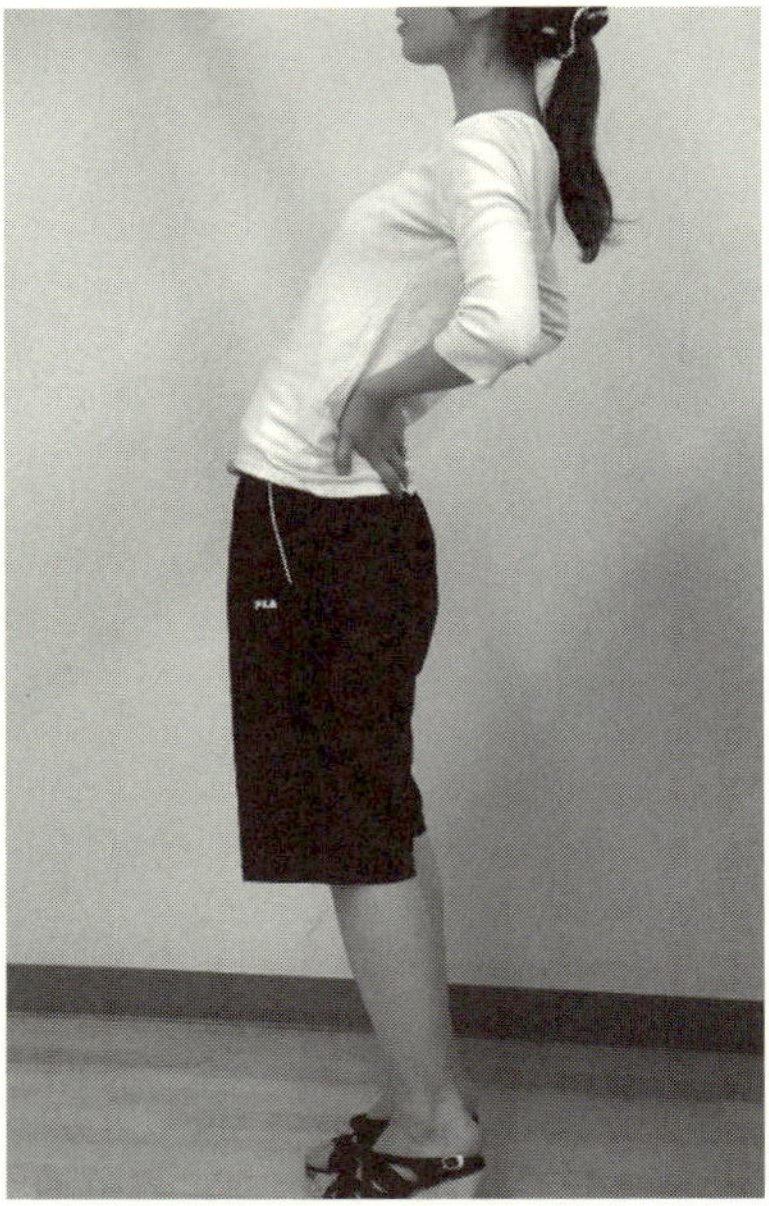

背骨を後ろにそらすと運動制限があったり、痛みが出る。AKA-博田法を行うとそれが解消する。

診察もＡＫＡ－博田法を終えてから動きの改善ができているかを確認するために行います。

仰向けで寝て股関節を動かすと仙腸関節の動きがわかる

次にベッドに仰向きに寝てもらい、股関節を動かしてみます。仙腸関節は股関節の動きにつられて動きます。仙腸関節に異常があると、股関節の動きの制限として捉えられ

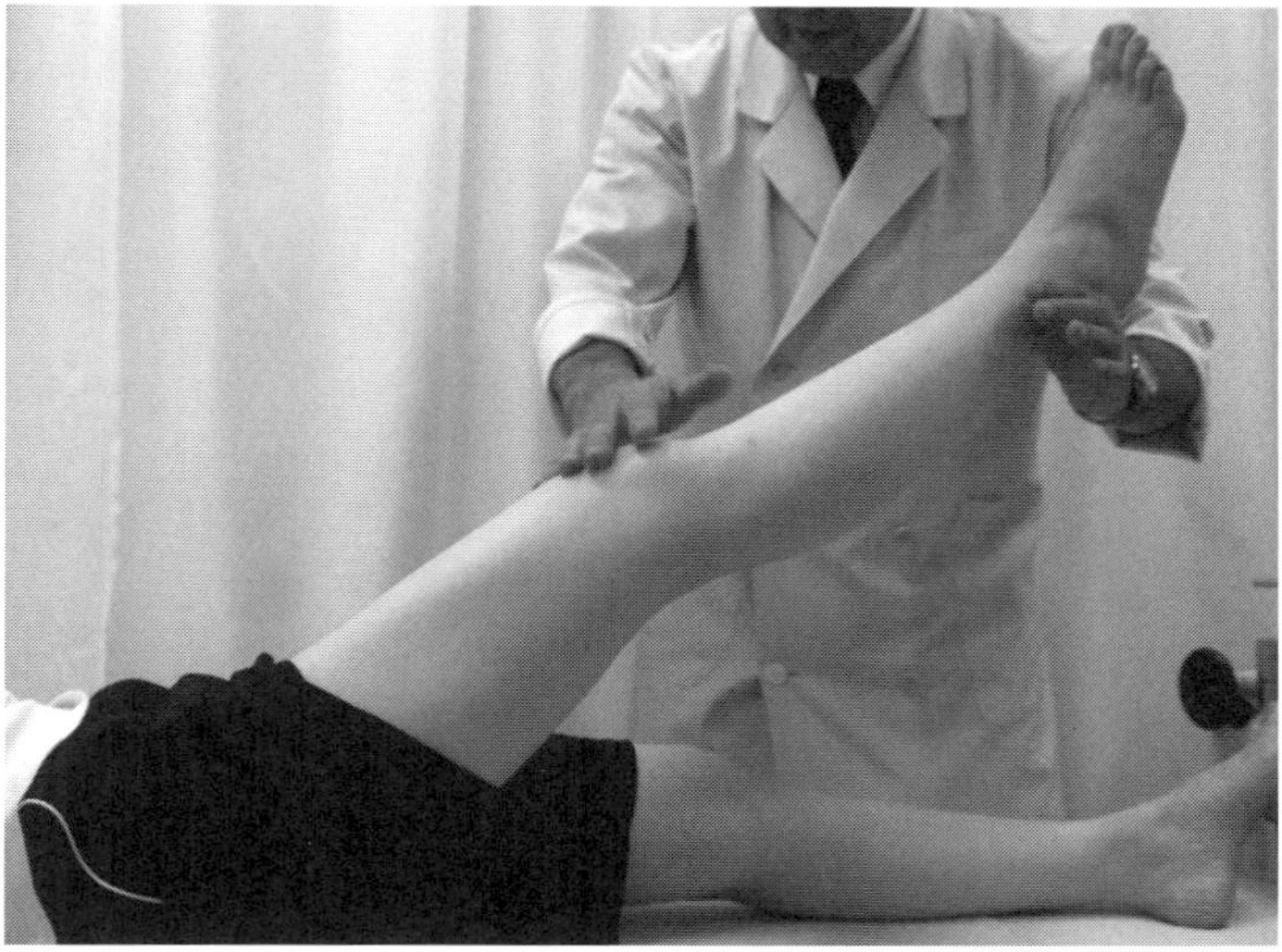

股関節をゆっくり上昇すると、ある角度で動きが止まる。AKA-博田法でこの動きは改善する。

ます。まず、患者の足のアキレス腱の部分を私が支えて、患者の脚をまっすぐに伸ばしたまま上げていきます。そのときに膝裏につっぱり感がでますが、その位置が仙腸関節の動きの制限として確認されます。ＡＫＡ－博田法を行って、このつっぱりが消えて動きがスムーズになることを確認します。

股関節の動きは、このほか内向きに捻るのと外向きに捻る動きを見ますが、つっぱり感を見て仙腸関節の動きの制限とします。これも、ＡＫＡ－博田法を行った後に消えることを確認します。

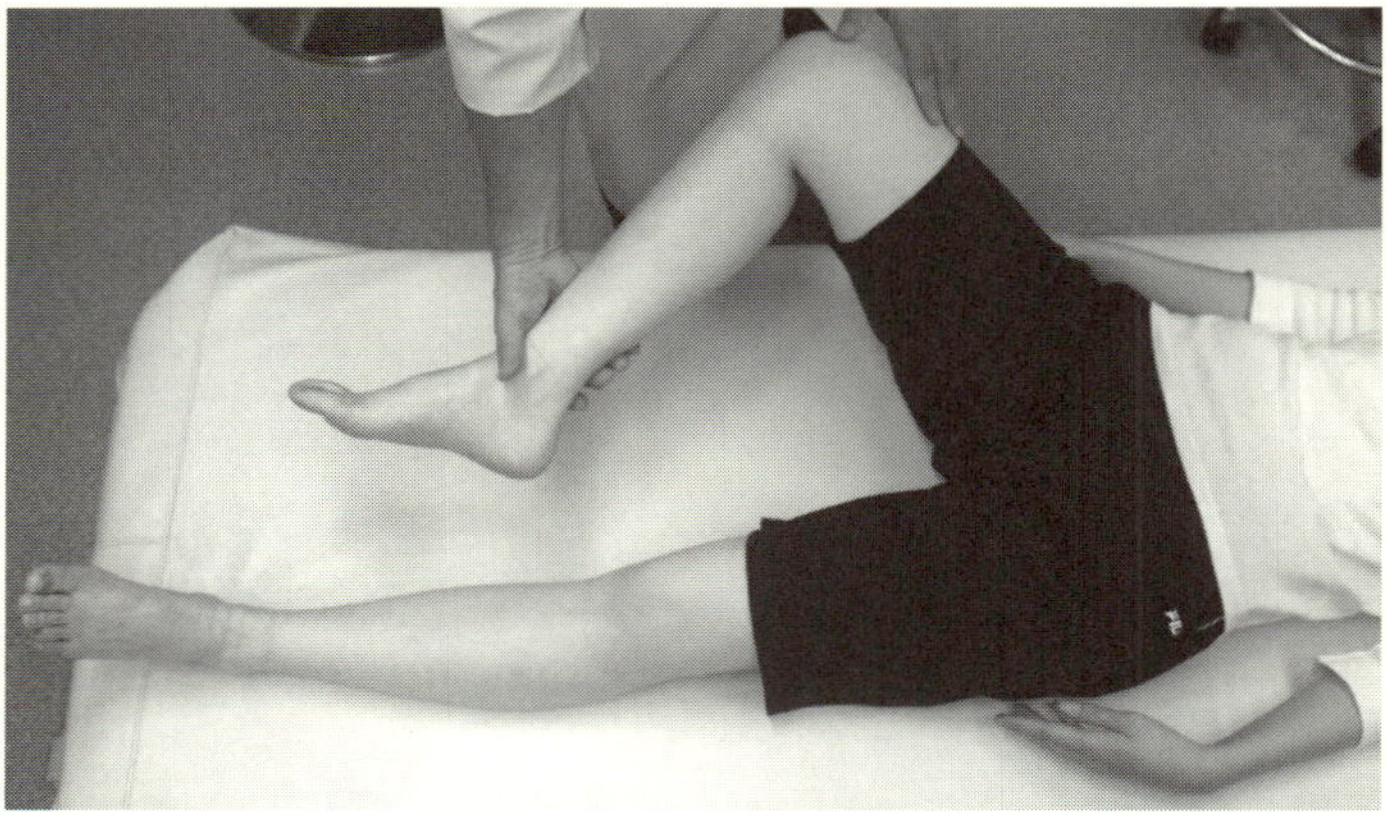

股関節を外向きに回す検査で仙腸関節の硬さを調べる。

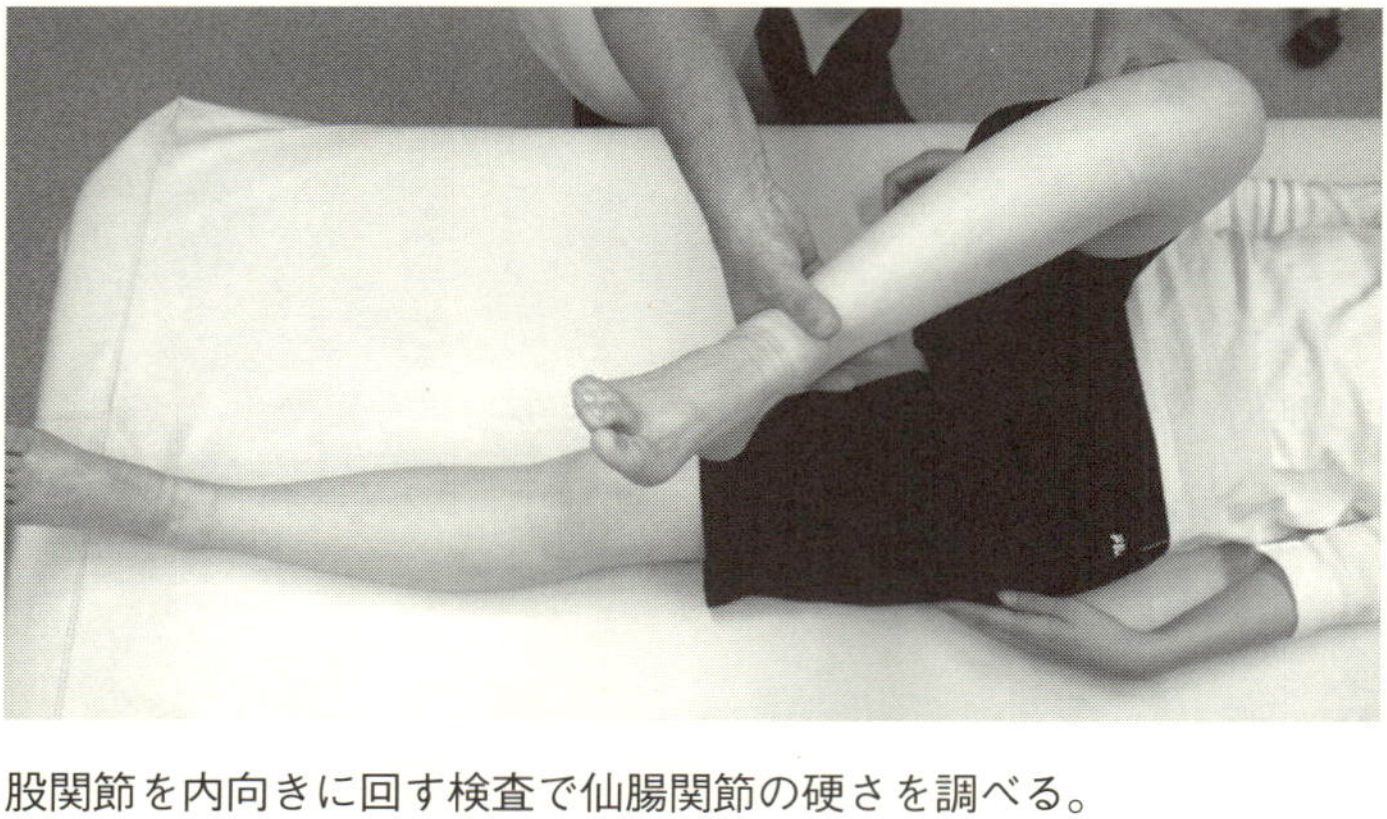

股関節を内向きに回す検査で仙腸関節の硬さを調べる。

どうやったら仙腸関節を無理なく動かせるか

このように仙腸関節の動きが悪くなっていることを確認してから、ＡＫＡ－博田法を行います。より仙腸関節の硬さの強い方を上にして、横を向いてもらいます。仙腸関節の動きを治すには、この位置がもっとも仙腸関節にブレーキがかかっていない状態で動かしやすいのです。

ＡＫＡ－博田法の技術は、仙腸関節につながっている骨の一部を触れて関節を開く方法と、スライドさせる方法があります。指が疲れたとき指を引っ張ると気持ちがよくなりますが、それは関節を開いているからです。

いずれの方法も、運動は関節の遊びを利用していますので、仙腸関節に痛みを感じることはありません。

古い引き戸が、開けようとしたらひっかかって動かなくなったとします。粗大運動療法では思いっきりレールの方向に蹴っ飛ばしてひっかかりをとろうとします。しかしＡＫＡ－博田法では、ひっかかっている部分を手でレールの上に戻します。相手が人の場合は、粗大運動療法では痛いですね。ＡＫＡ－博田法では全く痛みは出ません。

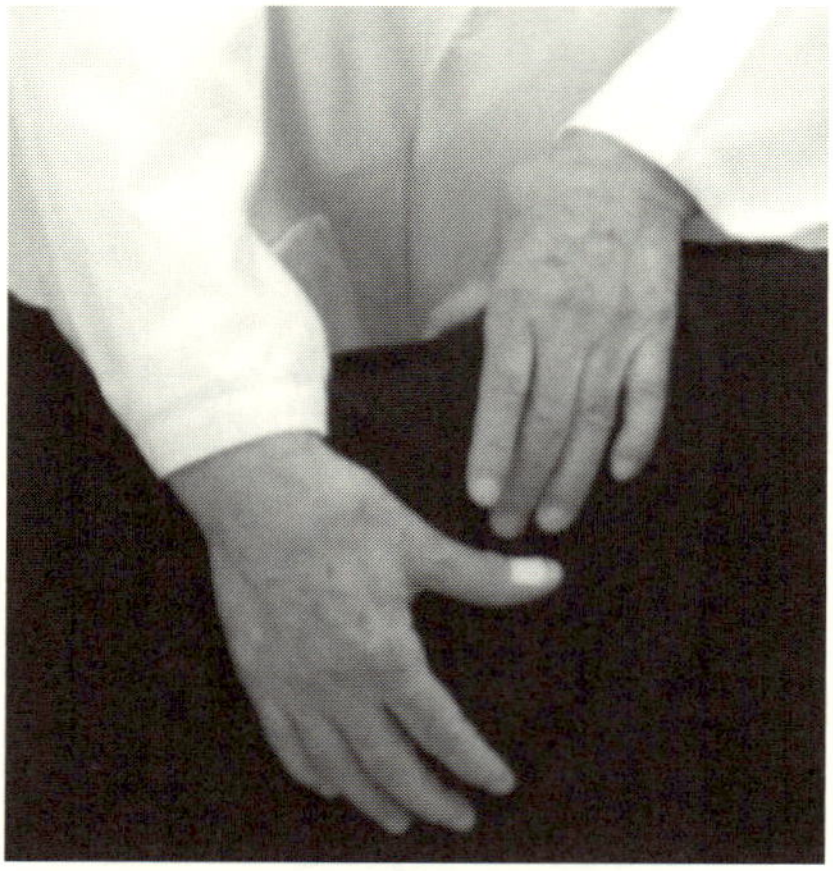

仙腸関節を開く技術で仙腸関節の関節面を数ミリ広げる。
術者は博田節夫先生

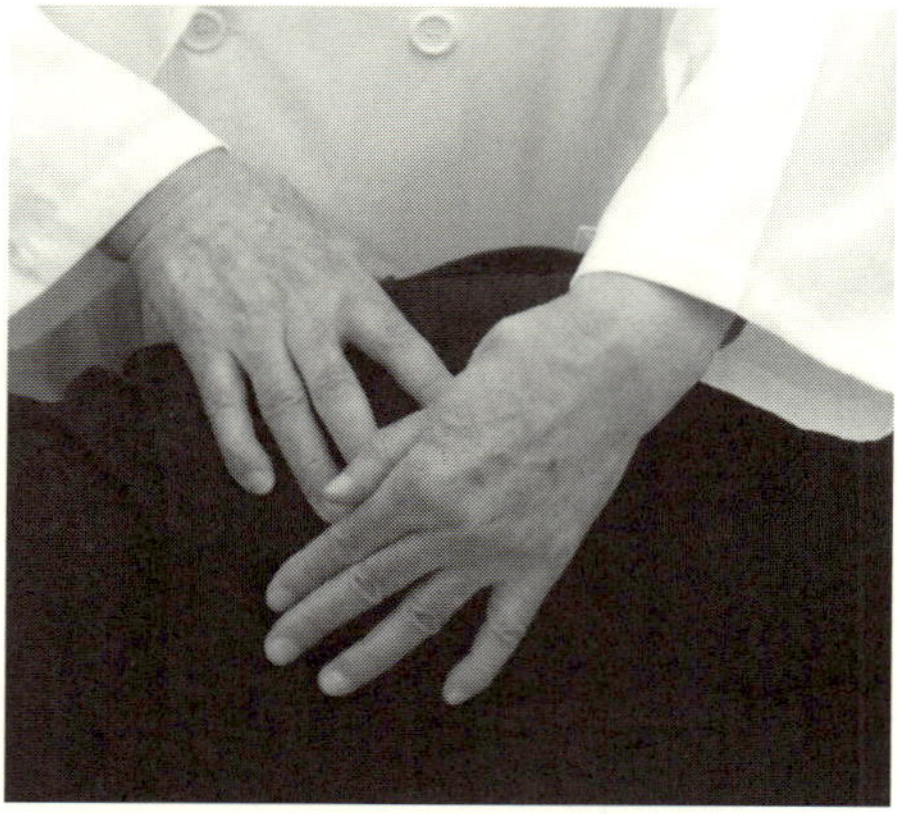

仙腸関節をスライドする技術で仙腸関節面をたがいに
滑らせる。術者は博田節夫先生

仙腸関節の動きを感じる

このＡＫＡ－博田法の真髄は、仙腸関節を動かすときに仙腸関節の動きを感じながら動かすことにあります。動きが悪いときは微妙に動く方向を変えて、それも3次元的に変えて、一番動きやすい方向を見つけてから動かすのです。ですから、患者は無理して動かされたという感じが起こらず、むしろ気持ちがいいと感じます。これがカイロや整体と全く違うところです。

仙腸関節の動きがよくなると、まわりのすべての関節の動きがよくなる

ＡＫＡ－博田法の不思議さは、仙腸関節のＡＫＡ－博田法が成功すると、まわりの関節の動きがすべてよくなることにあります。股関節は左右の動きがよくなり、背骨の関節もよく動くようになります。いままでの運動療法では、部位別、関節別に動かして動きを改善しようとしていました。しかしＡＫＡ－博田法では、仙腸関節の動きを改善するだけで、ほかの関節の制限されていた動きが正常に戻るのです。たとえば、仙腸関節の動きが正常

化すると股関節、膝関節、肩関節などの動きもよくなるのです。

これは仙腸関節が人体の関節全体を支配しているからです。逆に言うと、個々の関節を従来の運動療法で治そうとしてもうまくいきません。仙腸関節の動きをよくしないと、個々の関節の動きはすぐに戻り、硬くなります。

まるで仙腸関節のセンサーに個々の関節の情報が組み込まれていて、仙腸関節が個々の関節のコントロールセンターになっているように思えるほどです。

まわりの関節の動きがよくなった

仙腸関節がほかの関節の動きのコントロールセンターになっているということは、目で見えない仙腸関節の動きとほかの関節の動きが改善するのですが、それによって仙腸関節のひっかかりなどの動きの障害が治ったかどうかがわかるわけです。仰向けで足を上げる動きなど、股関節の動きが左右同じような動きに改善すれば、仙腸関節の動きが改善したことがわかります。

また立ってもらって、背骨を曲げたり伸ばしたりして、ＡＫＡ－博田法をやる前よりよ

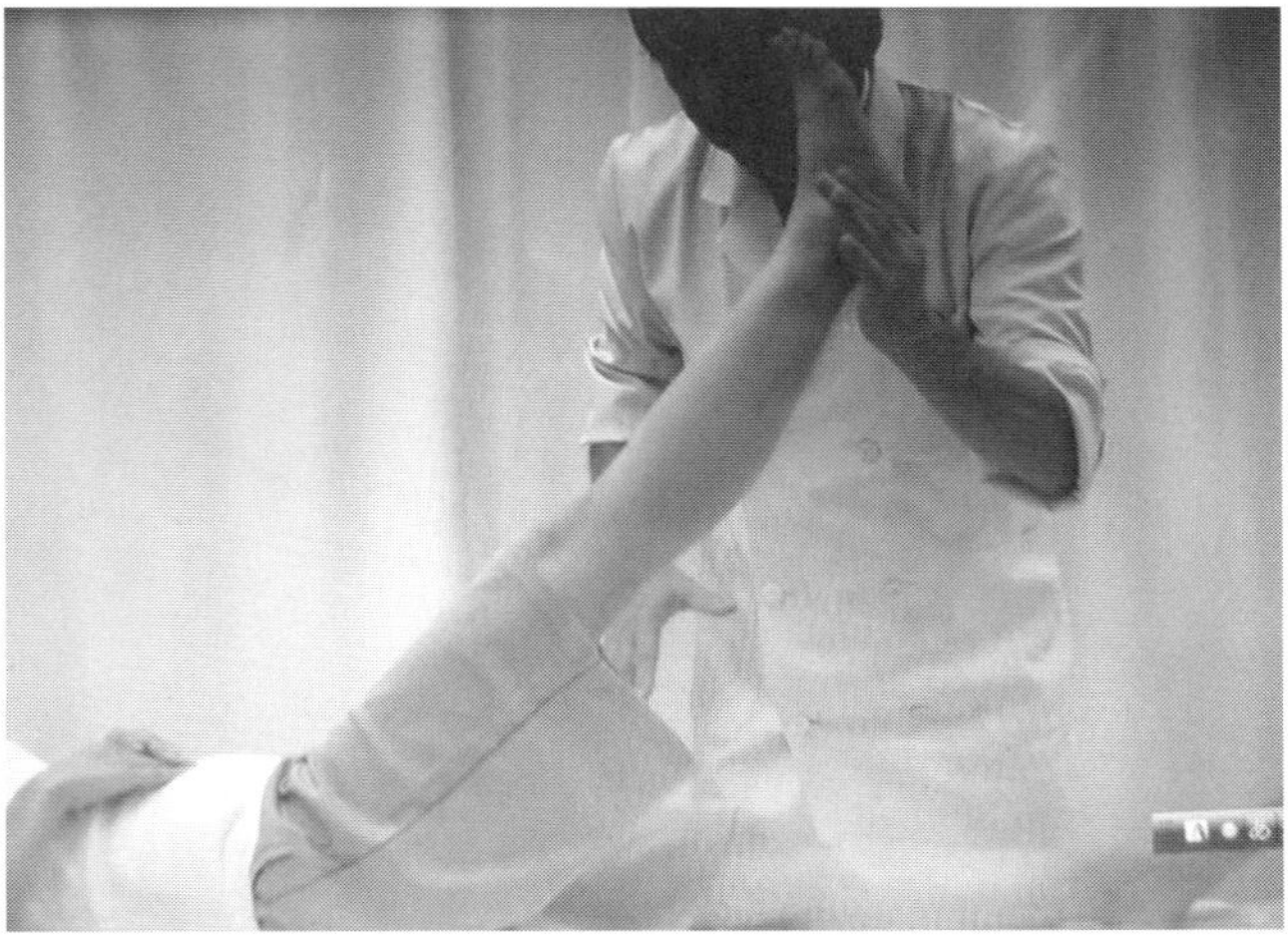

股関節をあげる動作は、AKA-博田法を行う前はこの角度であった

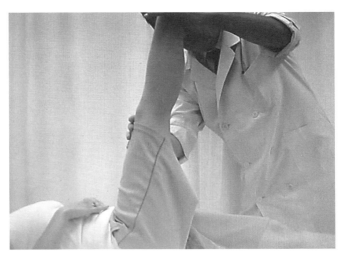

AKA-博田法を行うとこの角度まで股関節の動きが改善した

くなっていれば、仙腸関節が治ったことになります。もちろん、動かすときにあったつっぱりや痛みも消えています。

治療後の注意

これで治療は終わりです。あまりに早く治療が終わるので、患者はびっくりします。いままで何年も苦しめられてきた腰痛が、この瞬間に消失したのです。

ＡＫＡ－博田法の治療をしている過程で、この人のタイプはＡかＢかＣかがわかります。私はそれぞれタイプ別にどんな経過をたどるかについて説明します。とくに脳疲労が強いと思われる人には、再発が起きないように注意します。

運動は避けるように言いますが、仕事上どうしても腰に負担のかかる人には、近々再診して再発していないか確かめることにしています。通常は月１回のＡＫＡ－博田法でよく、仙腸関節の改善が維持されていれば数ヶ月に１回の診察になります。

ＡＫＡ－博田法はどこで受けられますか？

日本ＡＫＡ医学会ではＡＫＡ－博田法を受けられる医師をそのホームページで公表しています。 www.aka-japan.gr.jp/ から指導医が検索できます。日本ＡＫＡ医学会では数年おきに指導医の資格更新を厳密に行って、その技術が維持されているかを確認しています。いろいろな理由で指導医資格の更新が困難になる場合は、資格が取り消されます。ほぼ全国にＡＫＡ－博田法を行える医師が分布していますので、探して連絡を取ってください。指導医は現在60人ほどです。

費用はかかりますか？

ＡＫＡ－博田法はいままでの章を読んでくださるとわかるように、最高の腰痛の治療法であり、従来のどの治療にも勝る独特な治療法です。

ところが、健康保険には適応がされていません。健康保険による治療は、平均的な医師がマニュアルに沿って教わればすぐに治療技術が習得できて同じ技術で同じ治療ができることが条件です。

ＡＫＡ－博田法の技術は非常に難しく、それを習得した医師は日本ＡＫＡ医学会発足以来60人程度しかいないのです。ですからもし健康保険適応となると、ＡＫＡ－博田法を十分習得していない医師がＡＫＡ－博田法で治療したことにして、健康保険から診療報酬を請求するはずです。すると患者も治らず、医療保険制度が赤字になり、ＡＫＡ－博田法は腰痛を治せないという悪い評判だけが残ります。

これでは患者も医療保険側もそして医師もすべてに悪い結果になります。ですから日本ＡＫＡ医学会はＡＫＡ－博田法を健康保険に収載するようにはしていないのです。

そのかわりに日本ＡＫＡ医学会では、ＡＫＡ－博田法の標榜許可証を、ＡＫＡ－博田法が学会の満たす技術水準にあると認めた医師に発行しています。ほとんどの日本ＡＫＡ医学会の指導医がそれにあたります。

ですからＡＫＡ－博田法を受けるには自費診療を覚悟してください。しかし健康保険の診療をしている病院もあります。それは病院医院個々の立場で異なりますので、直接連絡をとってください。

【参考図書・文献】

博田節夫編『関節運動学的アプローチＡＫＡ』医歯薬出版、東京、１９９０
博田節夫編『ＡＫＡ関節運動学的アプローチ 第2版』医歯薬出版、東京、２００７
片田重彦編著『仙腸関節機能障害、ＡＫＡ-博田法による診断と治療』南江堂、東京、２０１４
片田重彦『たった5分間で9割の腰痛がよくなる本』講談社、東京、２０１４
日本整形外科学会、日本腰痛学会 監修『腰痛診療ガイドライン２０１２』南江堂、２０１２
日本クリニカルエビデンス編集委員会 監修『クリニカルエビデンス』日経ＢＰ社、東京、２００４
米延策雄、菊地臣一 編『非特異的腰痛のプライマリケア』三輪書店、東京、２００９
片田重彦、石黒隆『整形外科プライマリケアハンドブック』南江堂、東京、２０００（第1版）、２００４（第2版）
ジアジー・ドヴォルザーク『最新徒手医学―痛みの診察法』江藤文夫、原田隆 監訳、新興医学出版社、東京、１９９６
Ｒ・Ａ・マッケンジー『腰痛治療法』鈴木信治 監訳、医歯薬出版、東京、１９８１
Nachemson A.L. *Neck and Back pain, the scientific evidence of causes, diagnosis and treatment*, Lippincott Williams & Wilkins, Philadelphia,2000
Ｄ・Ｈ・ピーターソン『カイロプラクティックテクニック総覧』竹谷内宏明 監訳、エンタプライス、東

京、２００２
Greenman P.E. *Principles of manual medicine*, Williams & Wilkins,Baltimore, 1996
Maigne R. *Pain of vertebral origin*, Williams & Wilkins,Baltimore, 1996
Mackenzie R. *The lumbar spine mechanical disgnosis & therapy vol.1*, Spinal publications,Waikanae, 2003
R・L・ヴァン・ヴァスカーク『オステオパシー・スティル・テクニック』森田博也 訳、エンタプライズ、東京、２００１
Cyriax J.H. *Orthopaedic Medicine*,Butterworth Heinemann, Boston, 1983
Hakata S. et al, *Wirksamkeit der AK-Hakata Methode bei der Behandlung der akuten Lumbago*, Manual Medizin 43;19-24, 2005
Kogre A. et al, "A randomized single blind placebo controlled study on efficy of the AKA-Hakata method in patients with chronic non-specific low back pain", PLOS One 0144325, 2015
梶本修身『すべての疲労は脳が原因』集英社、東京、２０１６
菊地臣一『腰痛診療のこつ』永井書店、大阪、２００６
Luts G.K. et al, "Looking back on back pain, trial and error of diagnosis in 20th century", Spine 20:1899-905.2003

おわりに

　膨大な数の腰痛患者がいるのに、これまで原因は不明、また治療法も予防法もなかったということが、いかに医学の歴史上異常なことだったか。おそらく10年20年後にＡＫＡ－博田法が普及してから、医学の暗黒時代としてきっと教科書に記載されることでしょう。たとえば胃潰瘍、胃がんの原因がピロリ菌であり、子宮頸がんの原因がウィルスであるというように、病気の原因がわかると治療法、予防法が開発され、その病気が撲滅されていくのが医学の進歩の歴史です。

　腰痛の原因が骨盤の仙腸関節にあり、その関節がひっかかりを起こしたり、炎症をおこすことが原因であるとわかったのは、ＡＫＡ－博田法で仙腸関節を治療すれば腰痛を治せることがわかったからです。そして現代に腰痛がとても多くなったのは、自律神経の疲労（脳疲労）が多くなったためです。

この本では、腰痛の原因をときあかし、なぜいままで原因がわからなかったのか、そしてどうして治療できなかったのか、なぜ予防ができなかったのかについて説明しました。

私はいままで医師向けの学術書『仙腸関節機能障害、ＡＫＡ－博田法による診断と治療』（南江堂）と、一般書の『たった5分間で9割の腰痛がよくなる本』（講談社）を書きましたが、この本はその中間で医師が読んでも納得でき、一般の人が読んでも理解できるようにと、たいへんむずかしい注文を出された青灯社の辻氏の要請で書いたものです。

ＡＫＡ－博田法を学術的に完璧に説明することはとても難しいのですが、学術的にさらに知りたいときは南江堂の上にあげた本、さらに詳しく研究したいときは、博田節夫先生の『関節運動学的アプローチ、ＡＫＡ－博田法』（医歯薬出版）を参照することを勧めます。

腰痛の専門家には、本書はきっと猛毒になるでしょう。しかし、腰痛の専門家も腰痛をめぐる現状がこのままでいいとは決して考えていないはずです。

一般の人には腰痛の原因がわかって、それまでのもやもやしていた不安と不満がなくなるでしょう。少なくとも腰痛の原因がわかり解決法がわかれば、一歩前進です。早速ＡＫＡ－博田法のできる医師をチェックしてみてください。

最後に、長年ＡＫＡ－博田法の開発に心血をそそぎ、私どもにその技術を伝授されてきた博田節夫先生に深く感謝いたします。また本書の執筆中に骨折した私を叱咤激励して上梓にこぎつけることができたのは青灯社の辻一三氏のおかげと感謝いたします。

片田重彦（かただ・しげひこ）医療法人かただ整形外科院長、福島県立医科大学客員講師、日本ＡＫＡ医学会理事長、医学博士。年間３０００人の腰痛患者を治療する名医として知られる。１９４６年生まれ。１９７２年、慶応義塾大学医学部卒業。１９７７年、藤田学園保健衛生大学整形外科講師。１９８１年、スイスチューリッヒ大学整形外科留学。１９８６年、国立小児病院整形外科医長。１９９３年、かただ整形外科を小田原市に開業。共著『整形外科プライマリケアハンドブック』『図説エンダー法』『小児の骨折』編著『仙腸関節機能障害』（以上、南江堂）。著書『たった5分間で9割の腰痛がよくなる本』（講談社）

治らない腰痛を治す
——ストレッチからAKA－博田法へ

2018年8月15日　第1刷発行
2023年1月10日　第2刷発行

著　者　片田重彦
発行者　辻　一三
発行所　株式会社青灯社
東京都新宿区新宿 1－4－13
郵便番号 160－0022
電話 03－5368－6923（編集）
03－5368－6550（販売）
URL http://www.seitosha-p.co.jp
振替　00120－8－260856
印刷・製本　モリモト印刷株式会社

Printed in Japan
ISBN978－4－86228－099－2 C0047

小社ロゴは、田中恭吉「ろうそく」（和歌山県立近代美術館所蔵）をもとに、菊地信義氏が作成